宝宝生病不用愁，捏捏按按健康有！

宝妈 不愁宝宝 经络按摩

于雅婷◎主编

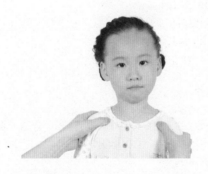

世界图书出版公司

图书在版编目（CIP）数据

宝妈不愁宝宝经络按摩 / 于雅婷主编 . -- 北京：
世界图书出版公司，2022.4
ISBN 978-7-5192-9499-1

Ⅰ.①宝… Ⅱ.①于… Ⅲ.①小儿疾病—经络—按摩
疗法（中医）Ⅳ.① R244.1

中国版本图书馆 CIP 数据核字（2022）第 055343 号

书　　　　名	宝妈不愁宝宝经络按摩	
（汉语拼音）	BAOMA BUCHOU BAOBAO JINGLUO ANMO	
主　　　编	于雅婷	
总 策 划	吴　迪	
责 任 编 辑	韩　捷	
装 帧 设 计	夕阳红	
出 版 发 行	世界图书出版公司长春有限公司	
地　　　址	吉林省长春市春城大街 789 号	
邮　　　编	130062	
电　　　话	0431-86805559（发行）　　0431-86805562（编辑）	
网　　　址	http：//www.wpcdb.com.cn	
邮　　　箱	DBSJ@163.com	
经　　　销	各地新华书店	
印　　　刷	唐山富达印务有限公司	
开　　　本	787 mm×1092 mm　1/16	
印　　　张	17	
字　　　数	457 千字	
印　　　数	1—5 000	
版　　　次	2023 年 1 月第 1 版　　2023 年 1 月第 1 次印刷	
国 际 书 号	ISBN 978-7-5192-9499-1	
定　　　价	48.00 元	

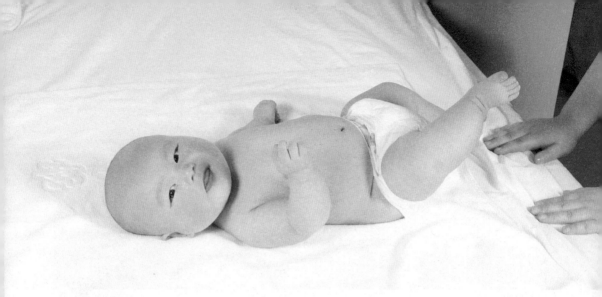

宝宝经络按摩，
不打针、不吃药的绿色疗法

当宝宝呱呱坠地，这份生命降临的喜悦就好像绵绵的春意，顿时溢满父母的心间。看着宝宝稚嫩的躯体，有哪一位父母不是虔诚地希望他能够健康成长呢？

可是宝宝脏腑娇嫩，只要稍微护理不当，发热、感冒、咳嗽、腹痛……各种各样的疾病就会"闻讯"前来。这时候，除了心急如焚地将自己的宝宝交托给医生外，大多数父母更倾向于绿色疗法，即不打针、不吃药，用最自然、最有效、副作用最小的方式来帮助宝宝消除病痛。

说到绿色疗法，我想很多家长都听说过宝宝经络按摩疗法——通过按摩的方式来给宝宝提供保健，并治疗各种宝宝常见疾病或缓解其症状。宝宝经络按摩法，蕴涵了几千年来中医学的精髓，不仅非常有效，而且简单易学。

我们知道，一个人成长最为关键的是童年时期，这段时期是人的身体和心理成长的奠基期，而宝宝按摩的妙处就在于它是一种有益于儿童身心的保健和医疗方法。

从日常保健的角度来看，常给宝宝按摩、疏通经络气血，有益于预防疾病、强身健体；从治疗疾病的角度来说，按摩与疾病相关的身体穴位，可以安定心神、呵护脏腑、调理气息，修复人体各器官和组织功能，提升身体免疫力，从而达到治病保健的目的。

按摩还有助于塑造宝宝健康的心理品格。因为父母是宝宝的依赖，尤其是宝宝，是最需要爱来呵护的。给宝宝按摩时，父母温暖的双手能给宝宝以抚慰，而轻柔的动作和关切的语言又能及时将深切之爱传达给宝宝。经常得到父母爱抚的宝宝更容易接受别人的爱，长大后也更能懂得爱护别人。

我们编写本书的最大目的，就是想将中医按摩这一保健手法传授给更多的人，给父母带来希望，给宝宝带来福音。因此，本书在介绍按摩理论的同时，更加注重实践的操作。总体来说，本书具有以下特点：

开创图解式示范，让读者享受"阅读超越语言"的乐趣。本书是一本超越语言的实用按摩工具书，比同类书籍更容易阅读，指导性更强。本书介绍了26种宝宝常见病症的按摩疗法，每一步骤都配有穴位图及操作图，可谓步步可循，实践性超强，即学即用。拥有本书，就如同请了一位资深的宝宝按摩专家在侧，随时指导你用双手为

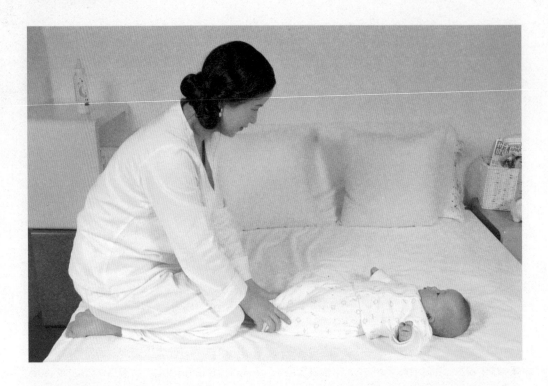

宝宝的健康谋福音。

体例编排体贴合理，想家长之所想。本书并非像大多数同类书籍那样，先介绍常用穴位，再介绍病症的治疗方法。这是因为在编写本书前有不少家长向我们反映，阅读这种编排方式的书籍，需要先记住相关穴位的位置，才能进行具体病症的对症治疗。有时候操作到某个步骤，因为记不清穴位位置，不得不停下来翻找，给操作带来了很大困难。而本书规避了这种弊端——在编排上，每项对症治疗步骤都对相关的穴位进行了详细介绍，并配有真人示范取穴图和操作示意图，家长可以边看边做，而不必再烦琐地回顾前文。

专家精心编纂，集专业和实用于一体。编写本书的专家团队里，既有潜心钻研中医理论的教授学者，又有长期以来战斗在医疗工作前线的专家医师。团队成员群策群力，力求使本书理论与实践并行、专业与实用兼具。

不仅传授按摩方法，更倡导科学的育儿理念。中医学一直倡导"不治已病，治未病"。本书不仅传授针对宝宝疾病的按摩疗法，更提倡"防胜于治"的育儿理念，号召广大家庭用给宝宝实施按摩疗法达到强身健体、预防疾病的目的。我们相信，作为称职的家长，应该更努力地让宝宝增强免疫力、不生病或少生病，绝非仅仅当宝宝生病时才手忙脚乱地应对。

最后，我想感谢我们的老祖宗，感谢他们开创了经络按摩这一福泽后代的养生保健方式；感谢一代又一代的中医师，感谢他们为传承中医按摩所做的坚持和努力。

祝愿每一位宝宝都能少生病、健康快乐地成长！

湖南中医药大学教授、中医学博士生导师

吴润秋

目录 CONTENTS

01 宝宝按摩的基本常识
家长快速入门指南

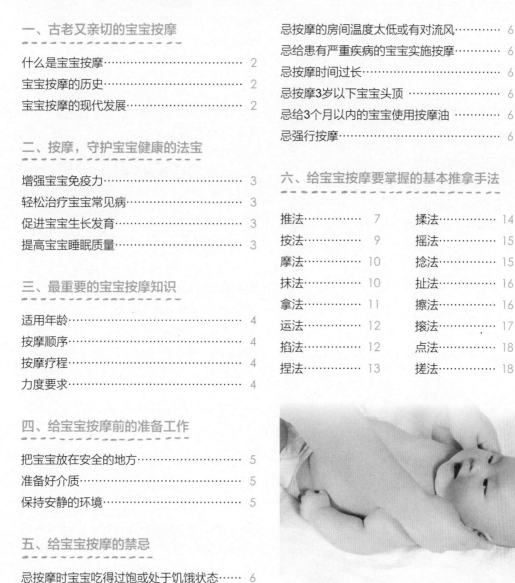

02 宝宝常见病经络按摩
加固机体防线，拒绝药物伤害

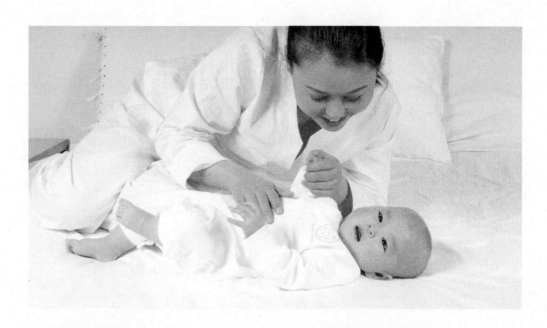

八、便秘的按摩疗法
疏通宝宝排便通道

九、夜啼的按摩疗法
让夜间清静安宁

十、呕吐的按摩疗法
调理好宝宝的脾胃

十一、厌食的按摩疗法
改善宝宝的脾胃

十二、疳积的按摩疗法
补脾养胃清肠道

十三、尿频的按摩疗法
增强宝宝膀胱功能

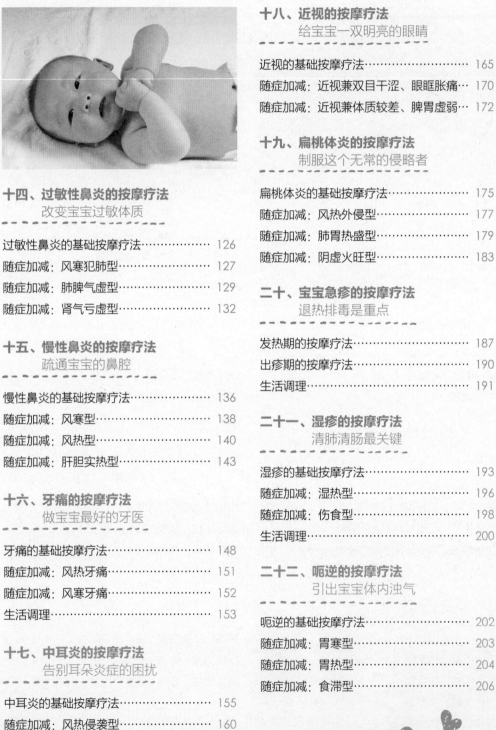

03 强身健体按摩疗法
亲手把健康送给宝宝
是父母最大的幸福

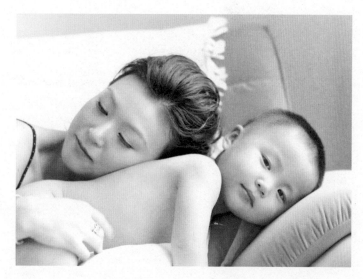

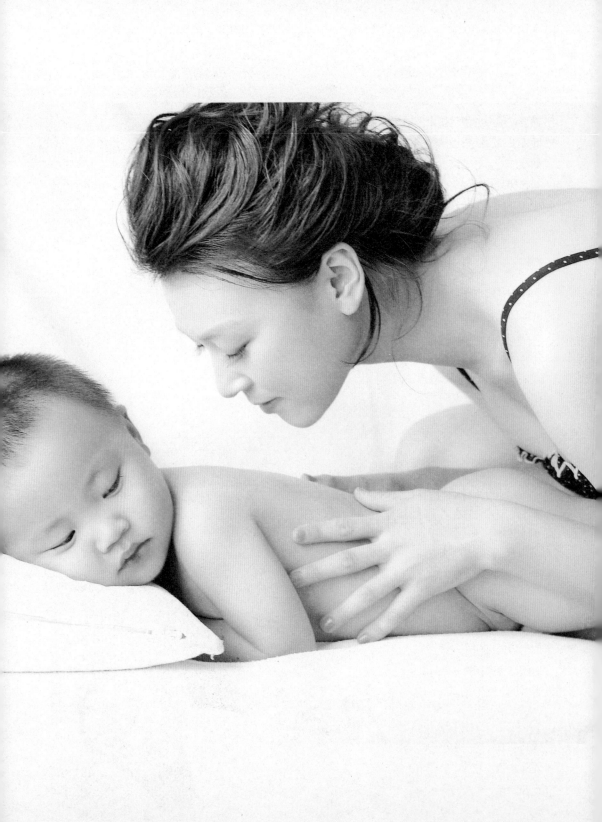

01

宝宝按摩的基本常识
家长快速入门指南

宝宝按摩法适用于6个月以上9岁以下的宝宝，
可帮助宝宝舒活经络、伸展筋骨，
促进肌肉和骨骼发育等。
最关键的是，
当宝宝患上感冒、发热、遗尿、腹痛、腹泻等常见病症时，
宝宝按摩可有效地帮助宝宝摆脱病痛困扰，
因此，宝宝按摩堪称"爱的法宝"。
父母们赶紧拿起这个法宝，
用双手给最亲爱的宝宝送上健康和爱意吧！

一 古老又亲切的**宝宝按摩**

宝宝就如同破土而出的嫩芽一样，需要精心呵护才能茁壮成长。可是，当宝宝感觉到身体不适或因为某种原因而哭闹不休时，不少父母因为缺乏相应的护理知识而束手无策，这种心有余而力不足的感觉常常让父母们自责不已。

其实，有一种方法能让父母"亲手"为宝宝消除病痛，增强育儿的自信心和成就感。这就是宝宝按摩法！学会了宝宝按摩，当宝宝生病时，父母们就不会再六神无主了。

什么是宝宝按摩

宝宝按摩是指根据宝宝们的形体、生理、病理及特定穴位的形态位置等特点，专用于宝宝保健以及防治宝宝某些病症的按摩方法，也叫"宝宝推拿"。

宝宝按摩的历史

宝宝按摩的历史十分悠久。它并不是中国老祖宗的"专利"，而是全人类的智慧结晶。在古埃及的医学经典著作中就有古埃及人利用按摩抚慰哭闹不止的宝宝的记载，古印度、墨西哥和哥伦比亚的医学典籍也有关于按摩治疗宝宝疾病的记录。

宝宝按摩在我国古代很早就开始推行。唐代"药王"孙思邈在《备急千金要方》中指出："小儿虽无病，早起常以膏摩囟上及手足心，甚辟风寒。"明清时期，宝宝按摩风靡一时，出现了许多相关专著，如熊应雄的《小儿推拿广义》、骆如龙的《幼科推拿秘书》、周于藩的《宝宝推拿秘诀》等。

宝宝按摩的现代发展

当代，宝宝按摩已经发展成为一种时尚的宝宝保健疗法。许多家长都开始运用宝宝按摩给宝宝做保健以及防治疾病。它是一种不打针、不吃药、无创伤、无毒副作用的绿色物理疗法，不受时间和场地的限制，只要用双手与宝宝的肌肤接触，就对宝宝的健康有利。尤为重要的是，宝宝按摩手法在一些常见宝宝疾病的治疗上有非常显著的疗效。

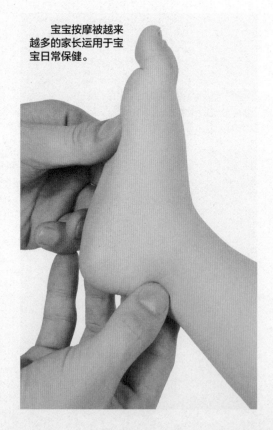

宝宝按摩被越来越多的家长运用于宝宝日常保健。

二 按摩，守护宝宝健康的法宝

有没有不讲条件却最深情的爱？有，那就是父母对儿女的爱；有没有不需成本却最安全有效的保健手法？有，那就是宝宝按摩。宝宝按摩无疑是最绿色、最安全的儿童保健方法。它不受任何条件的限制，甚至是在游戏中都能进行，它也不像药物那样有副作用。那么，宝宝按摩到底有哪些具体的神奇功效呢？让我们一起来看看吧！

增强宝宝免疫力

人体在面临危险时，体内会产生压力激素，压力激素产生的同时，身体为了积累足够的能量来应激，会使免疫功能受到抑制。临床试验证明，经常接受按摩的宝宝，其尿液和血液中的压力激素都明显少于一般的宝宝，免疫力也比一般的宝宝要强。

轻松治疗宝宝常见病

宝宝按摩的手法跟成人一样，主要在不同穴位、经络部位施行手法来平衡阴阳、疏通经络、调节脏腑、活络气血，以达到防病治病、强身健体的目的。通过不同的穴位组合，再配合最合适的按摩手法和力度，宝宝身体上的经络及穴位可以发出令人惊叹的魔力。对于常见的宝宝疾病，如宝宝腹泻、流行性感冒、蛔虫病、便秘等，宝宝按摩法有着明显的效果。

促进宝宝生长发育

按摩可以说是一种运动，是家长跟宝宝一起做的一项运动。通过按摩可以增加宝宝的肠胃蠕动，还能提高宝宝的感官活动能力，如眼睛追视能力、听觉反应能力、手指抓握能力等。同时，经常的抚触、按摩还可以增加宝宝的认识能力，让宝宝体会到不同的触感以及轻重不同的力度，从而刺激宝宝神经系统的发育。

提高宝宝睡眠质量

健康宝宝的睡眠一定是香甜的。有研究表明，家长常常给宝宝做按摩，宝宝的生长激素分泌会较为平衡，身体发育状况良好，睡眠质量很高，夜间很少哭闹。

经常给宝宝搓揉耳郭能增强身体免疫力。

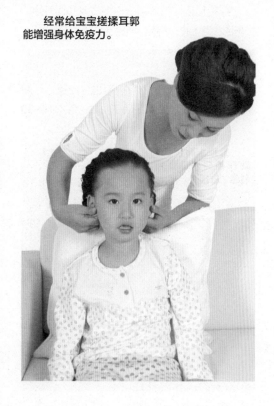

最重要的**宝宝按摩知识**

在为宝宝做按摩前，您必须了解相关的按摩知识。比如多大的宝宝适合按摩疗法，疗程大概多长，实施该疗法的时候应该按照怎样的顺序，按摩的手法有哪些要求等。懂得了这些之后才能给宝宝对症施治哦！

适用年龄

宝宝按摩一般适用于6个月以上、9岁以下的宝宝，尤其适用于6个月至5岁的宝宝，年龄越小，治疗效果越好。9岁以上的宝宝虽然也可以应用此法，但随着年龄的增长，宝宝对按摩的敏感性会下降，疗程相对要长一些。

按摩顺序

给宝宝按摩的顺序，一般是先从头面开始，接着依次为上肢、胸腹，然后是腰背、下肢。

按摩疗程

为了保证疗效，宝宝按摩也分疗程。一般来说一个疗程6天，最好每天1次，每次15~30分钟。较轻的病症很快就可以见效，较重的病症则疗程要长一些。

力度要求

由于宝宝身体的经络分布和成长状况比较特殊，因此，给宝宝做按摩的时候，动作要轻快、柔和、平稳。"适达病所，不可竭力攻伐"，也就是说要以恰当的力度达到最好的效果。尤其是对于3岁以下的宝宝，按摩要非常轻柔，注意力度宜从轻到重，以宝宝皮肤微微发红为度，以免伤害其幼嫩的血管和淋巴管，故给3岁以下的宝宝按摩准确地说应该叫"抚摸"。

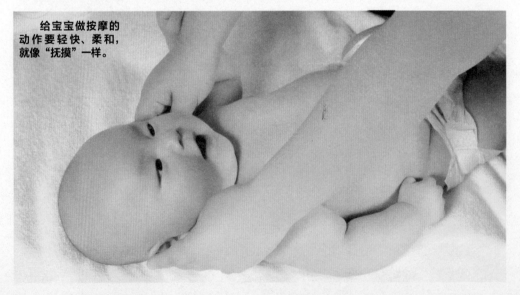

给宝宝做按摩的动作要轻快、柔和，就像"抚摸"一样。

四 给宝宝按摩前的**准备工作**

前面说过，宝宝按摩不受场地限制，方便、实用，但也不是说宝宝按摩可以随心所欲，毫无准备就开始实施。任何事情都讲究"有备无患"，宝宝按摩亦是如此。按摩前做足准备工作，不仅可以防止意外发生，还能提高疗效。那么，在给宝宝按摩前，应该要做好哪些准备呢？

把宝宝放在安全的地方

按摩时要把宝宝放在安全的地方。可以把宝宝放在床上或椅子上进行，一定要小心，防止他滚下来。特别是当宝宝长到11周以上自己会翻身时，家长们更要当心。

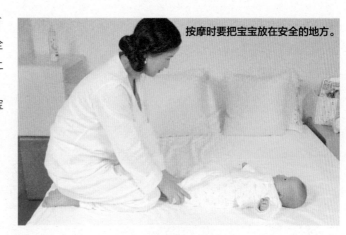

按摩时要把宝宝放在安全的地方。

准备好介质

按摩时要使用一些介质（如姜汁、滑石粉、润肤油等），以辅助治疗，提高疗效。这些按摩介质均具有润滑皮肤的效果，在按摩过程中可避免因为摩擦力不均衡或肌肤太干燥而伤害到宝宝。通常，姜汁、葱汁等天然的汁液，是最佳的按摩介质。

保持安静的环境

按摩前要选择合适的环境，保持安静的环境，避免突发噪声，以免宝宝受到惊吓。

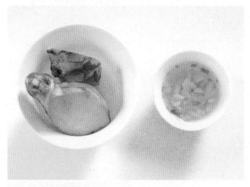

姜汁是宝宝按摩常用的介质。

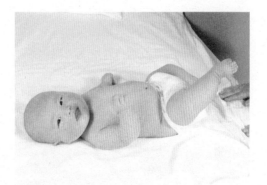

按摩的环境要保持舒适、安宁，防止宝宝受到惊吓。

五　给宝宝按摩的**禁忌**

　　所有跟宝宝有关的事情均不是小事，就算是吃喝拉撒睡等对于大人来说稀松平常的事，父母都得谨慎对待，为宝宝按摩更应如此。虽说按摩相对于打针吃药等常规治疗方式更安全、无副作用，但由于宝宝脏腑娇嫩、抵抗力弱等特点，为了防止意外事故的发生，家长必须了解给宝宝做按摩的相关禁忌。

忌按摩时宝宝吃得过饱或处于饥饿状态

　　不要在宝宝吃得过饱或处于饥饿状态的时候进行按摩，否则容易导致宝宝腹部不舒服，严重时，还会损伤宝宝的胃肠。

忌按摩的房间温度太低或有对流风

　　不要在温度太低或有对流风的房间给宝宝按摩，以免宝宝在按摩的过程中受风寒或感冒。室温一般在25℃左右最为适宜。

忌给患有严重疾病的宝宝实施按摩

　　若宝宝患有严重的疾病，如心脏病、肿瘤、皮肤感染性疾病、肌肤有破损、烫伤和出血等，均不宜采用按摩疗法。

忌按摩时间过长

　　按摩时间不要太长。时间过长，宝宝就会觉得不适而开始哭闹，这时候可哄宝宝入睡或等宝宝情绪转好后再做按摩。对新生儿每次按摩5~10分钟即可，稍大一点的宝宝约15分钟，最多不超过20分钟，一般每天进行1~3次。

忌按摩3岁以下宝宝头顶

　　宝宝前囟闭合时间为12~18个月，故为3岁以下的宝宝做按摩时，若非专业医生操作或有专业医生在侧指导，家长切莫按摩宝宝头顶处穴位。

忌给3个月以内的宝宝使用按摩油

　　不要给出生3个月以内的宝宝使用按摩油。新生儿皮肤娇嫩，按摩油容易对宝宝皮肤造成伤害。3个月以上的宝宝可以使用一些天然成分的按摩油来辅助按摩。

忌强行按摩

　　不要强行对宝宝实施按摩。一旦宝宝开始出现不配合、疲倦等情况，就应立即停止。

给宝宝按摩要掌握的
基本推拿手法

目前，常用的宝宝按摩手法有16种，分别是推法、按法、摩法、抹法、拿法、运法、掐法、捏法、揉法、摇法、捻法、扯法、擦法、搓法、点法和搓法。下面我们来具体了解各种手法的操作方法和功能，以便在给宝宝按摩时对症施术，取得最佳疗效。

▷ 推法

推法是宝宝按摩中最常用到的手法之一，具体操作方法是用拇指或食指、中指螺纹面沿着一个方向运动。推法又可分为直推法、旋推法、分推法及合推法四种，其中，前三种最为常用。

直推法

用拇指指腹外侧缘或拇指螺纹面或以食指、中指两指螺纹面在穴（部）位上做直线推动，称为直推法。直推法运用很广泛，线性穴位以及面状穴位都可以运用直推法，它具有舒筋活络的功效。

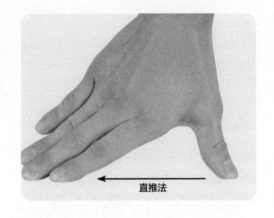

直推法

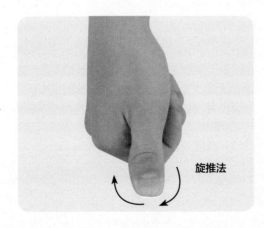

旋推法

旋推法

用拇指螺纹面在穴（部）位上做顺时针或逆时针方向的旋转推动，速度比运法（见P12）快，用力比指揉法轻，这种推法称为旋推法。旋推法是宝宝按摩的特有手法，有健脾益气补血之功效，多用于宝宝厌食、腹胀等病症。

分推法

用两手拇指桡侧或螺纹面（或用两手食指、中指螺纹面）自穴位中央向两旁做"←⊙→"或"↖⊙↗"分开推移，称分推法。分推法多用于宝宝发热、腹痛、便秘等实证、热证。

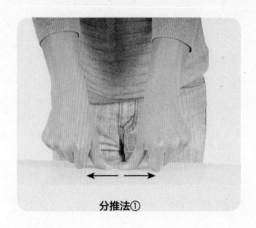

分推法①

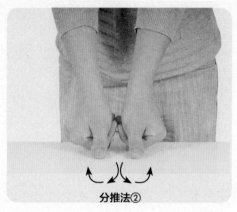

分推法②

合推法

用拇指螺纹面自穴位两端向穴位中间合拢推动称为合推法。

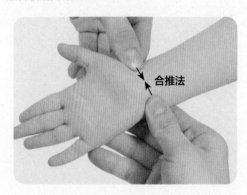

合推法

🍼 临床运用

推法是推拿的主要手法之一，它的特点是"推"以通之，即开通关窍、疏通经络、祛除邪气、调节脏腑，适用于各种病症的治疗。其中直推法多为清（泻）法，常用穴（部）位有天门、太阳、膻中、肺俞、七节、五经、三关、六腑；旋推法着重补虚，多用于虚证，常用的穴（部）位有脾经、肺经、肾经；分推法即分阴阳，重在调和阴阳，常用穴（部）位有坎宫、肺俞等。在实施推法时，一般要使用滑石粉或爽身粉等介质，以防止皮肤受损。

▶ 按法

用拇指或中指指腹，也可以用掌心、掌根、肘尖按压在穴（部）位上的手法，称为按法。常分为指按法、掌按法、肘按法三种。而宝宝按摩常用的是指按法和掌按法。

指按法

接触面积小，作用力度要比掌按法大，能通经活络。

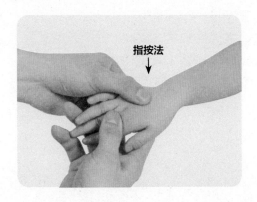

掌按法

接触面积大，力度较强，有止痛、温经、散寒之效，如宝宝蛔虫症引起的腹痛、呕吐多用掌按法。

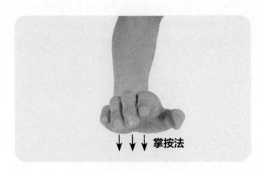

手法要领

按压时，肩、肘均应放松，蓄力于掌或指，逐渐用力，向下掀压，不能突然或过于用力。

临床运用

按法的方向朝上为升，朝下为降，应用时，宝宝脾胃虚弱多用升法，饮食积滞则多用降法。按法的功能特点是"按"而止之，具有止痛、止吐、止咳和止泻之功能。临床使用常与揉法结合为复合手法，称为按揉法，使用该法时需要使用润滑剂。此法常用穴位有肩井、委中、丰隆、中脘和天枢等。

▶ 摩法

用手掌或食指、中指、无名指指腹附着于一定部位上，以腕关节连同前臂做顺时针或逆时针方向的环形有节律的抚摩，称为摩法。摩法分为掌摩法、指摩法两种。

掌摩法

以掌面着力称为掌摩法，此法较为轻柔，最易被宝宝接受，也是最常用的手法之一，适用于胸腹、胁肋、腹部等部位。

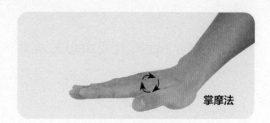

掌摩法

指摩法

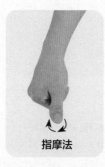

指摩法

以指腹着力称为指摩法，多用于宝宝头面等部位，指摩时速度稍快，能起到安神、镇静或升提阳气的作用。

手法要领

摩法的要领是"轻而不浮、重而不滞"。操作时，肘关节微屈，腕部放松，指掌自然伸直；指肚着力，随腕关节连同前臂做盘旋活动，用力自然；摩动时要轻缓协调，每分钟频率120次左右，指摩稍快，掌摩稍重缓。

☺ 临床运用

摩法刺激轻柔缓和，是胸腹、胁肋部的常用手法。特点是"摩"以解之，能理气活血、健脾温中、缓解疼痛、消积导滞，多用于治疗脘腹疼痛、食积胀满等症。

▶ 抹法

大拇指桡侧面或螺纹面紧贴皮肤，沿上下、左右或弧形路径单向抹动或一轻一重来回运动，称为抹法。抹法可分为指抹法和掌抹法两种。

指抹法

用单手或双手拇指螺纹面着力于体表，其余四指扶持助力，缓慢地做上下、左右或直线、弧线的往返动作。通常适用于额头等面积较小的部位。

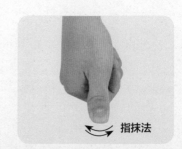

指抹法

掌抹法

用单手或双手的掌面或鱼际着力于体表，腕关节放松，前臂与上臂协调用力，带动手掌掌面在体表做单向或往返的移动。

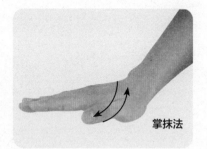

掌抹法

手法要领

"用力均匀、动作和缓、轻而不浮"是抹法的动作要领。

🍼 **临床运用**

适用于额头、眼周、胸肋、腹部、腰背部和四肢等部位，具有疏肝明目、开窍镇静、醒脑安神和疏经通络的功效。

▶ 拿法

用拇指指腹和食指、中指两指指腹或其余四指指腹相对用力，拿起相应部位或穴位，进行一紧一松的拿捏，称拿法。拿法可以单手操作，也可以双手同时操作。

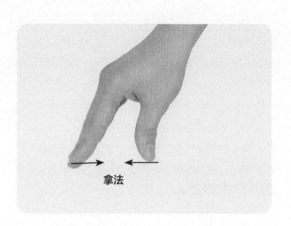

拿法

手法要领

拿法动作要缓和、有连贯性，不要断断续续；用力由轻到重，不可突然用力，以防造成宝宝不适。总之，要刚中有柔，刚柔相济。

🍼 **临床运用**

拿法的刺激性较强，有强心醒神、定惊止搐、发汗解表的功效，即"拿"以强之。常配合其他手法用于颈项、四肢关节处，适用于肌肉酸痛、惊风、昏迷等病症。此法常用的穴（部）位有肩井、合谷、风池和承山等。

▶ 运法

用拇指或食指和中指的指腹在一定穴位上，由此往彼做直线或环形推动，称为运法。

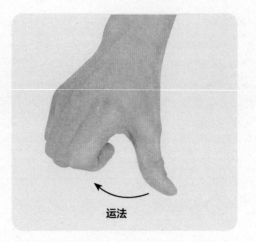

运法

手法要领

操作者的指腹紧贴操作部位，宜轻不宜重，宜缓不宜急，在体表穴位上做圈状旋转摩擦移动，不要带动皮下组织。

临床运用

运法具有理气活血、舒筋通络、和中健脾、清热除烦的功效，通常适用于"面"或"线"状的按摩部位，用于点状穴位时，通常适宜头、面以及肢体的操作。操作时，最好使用润滑剂。

▶ 掐法

用手指指尖在施行部位一上一下地重压皮肤，或者两手指同时用力抠掐，这种着力较重的强刺激且不刺破皮肤的手法称为掐法。

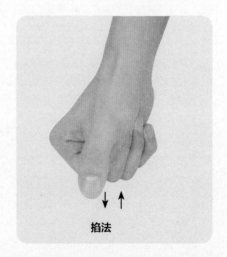

掐法

手法要领

手握空拳，拇指伸直，紧贴于食指桡侧缘，拇指指甲垂直用力按压，既快又重，用力深透，不得抠或掐破皮肤。

临床运用

掐法的特点是"掐"以醒之、止之，即强心醒神、止惊熄风，常用于昏迷、抽搐等病症的治疗。本法适用穴位有人中、承浆、小天心、中冲、委中和涌泉等。掐法是强刺激手法，掐后应轻揉局部，以缓解不适之感。

▷捏法

　　用拇指和其余四指相对用力，提捏施术部位，称为捏法。一般捏法有两种形式，一是用拇指桡侧缘顶住皮肤，食指、中指指腹与拇指相对并同时用力提捏，随提随捏，双手交替移动向前；二是食指屈曲，用食指中节桡侧缘顶住皮肤，拇指指腹前按，拇指、食指夹住皮肤，并同时用力提捏，双手交替移动向前。

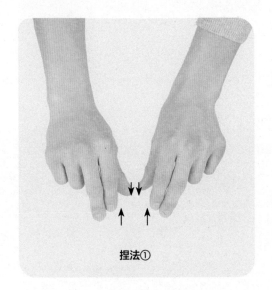
捏法①

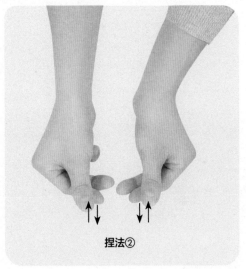
捏法②

手法要领

　　捏拿肌肤不宜过多，但也不宜过少。过多不宜向前推动，过少则皮肤较痛，且容易脱滑。捏拿时力度要适中，不宜过重，但也不宜过轻。过重手法欠灵活，过轻则不易"得气"。此外，捏拿时不宜拧转皮肤，应当先捏皮肤，随后依次提拿、捻动及前推，应注意随捏、随提、随放，向前推进时犹如波浪，动作要协调。

🙂临床运用

　　捏法主要用于捏脊（即使用捏法从尾骨端处长强穴一直捏到颈部大椎穴），该法具有强健身体和防治疾病的作用，因而广为流传。

▷ 揉法

揉法是拇指指腹或食指指腹紧紧附着于穴位上，做和缓回转的揉动。除用指腹外，还可运用鱼际部、掌心或掌根做揉法，故分别称之为指揉法、鱼际揉法、掌根揉法。宝宝按摩有别于成年人的按摩，其中指揉法运用最多。

指揉法

主要用于穴位及接触面较小处，是宝宝按摩应用最多、最基本的手法之一。

鱼际揉法

鱼际揉法一般多用于头面部或肌肉较薄的部位。

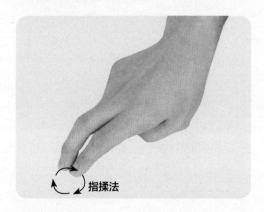

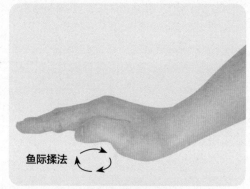

掌根揉法

力度较重，适用于肩背、腰骶等肌肉较厚的部位。

手法要领

要求手法柔和而均匀，手不要离开接触的皮肤，也不要在皮肤上摩擦，应使该处的皮下组织随手指的揉动而被带动，频率约为每分钟60~200次。

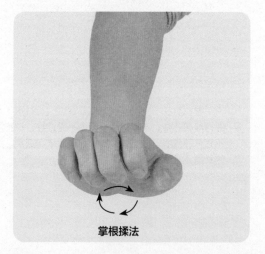

掌根揉法

🐣 临床运用

本法轻柔缓和、刺激适中，适用于全身各部的穴位，是推拿的主要手法之一。功能特点是"揉"以和散之，具有宽胸理气、消积导滞、活血散瘀、消肿止痛之功效，多用于胸腹胀满疼痛、食积、呕吐、泄泻、痢疾、便秘和哮喘等症。

▶ 摇法

在关节的生理活动范围内，被动性运动关节的手法，称为摇法。摇法是按摩常用的方法之一。一般施行者一手托住宝宝关节近端，一手扶住关节远端，在关节活动范围内做摇动。

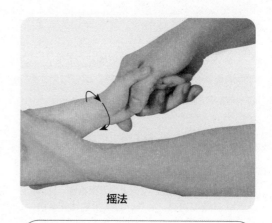

摇法

手法要领

对宝宝操作摇法时，动作要缓和稳定，用力宜轻。操作时，固定关节近端，施力于关节远端，致使关节做被动的环转运动，即屈、展、伸、收的连续运动。环转应缓慢、均匀、协调，幅度要由小到大，逐渐增加，在人体关节的生理活动范围内进行。也可以在拔伸的基础上摇动，主要适用于颈部、腰部、肩关节、前臂、腕关节、髋关节、膝关节和踝关节等。

临床运用

摇法能放松肌肉、滑利关节、增加关节活动的范围，适用于关节局部保健及关节局部软组织损伤的治疗，宝宝通常使用组合手法，如掐总筋、摇抖法。

▶ 捻法

用拇指、食指螺纹面相对，捏住施行部位，做对称的揉搓运动，称为捻法。

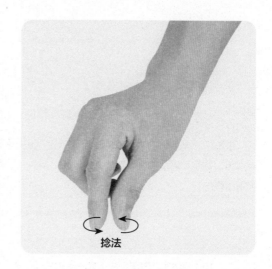

捻法

手法要领

操作时，腕部要放松，动作要灵活连贯，用力柔和且不呆滞。捻动时，拇指和食指的动作要快且灵活，但上下、前后移动要慢，即"紧捻慢移"。

临床运用

一般适用于四肢小关节和耳部，具有滑利关节、消肿止痛的作用。常用于治疗指趾间关节的疼痛、肿胀或屈伸不利等。

▶ 扯法

施术者用拇指、食指的指腹夹住皮肤，或用屈曲的食指、中指关节夹住皮肤，适当用力，做一拉一放的动作，以局部有轻微的红紫色为度。

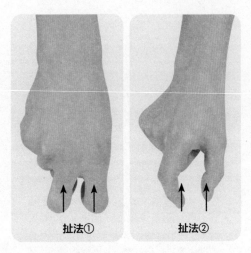

扯法①　　　扯法②

手法要领

施术者肩、肘、腕关节自然放松，扯的时候用力要适度，扯得太少效果不佳，扯得太多容易滑脱。此外，拉、扯的动作要协调、有节奏。

临床运用

扯法属于刺激较重的手法之一，民间称为"拧痧""扭痧"。应选取橄榄油、麻油、水或按摩乳作为介质，在操作的过程中随蘸随扯，至皮肤微有紫红为度。扯法能解表透邪、通经散瘀，常用于治疗中暑、外感风热或风寒、食物中毒等。此法一般使用于印堂、鱼腰、天突和大椎等穴位。

▶ 擦法

擦法是用掌面、掌根或鱼际贴在皮肤上，稍施压力后做往返轻快的直线推擦。擦法主要分为指擦法、掌擦法、大鱼际擦法、小鱼际擦法等。其中，用食指、中指或无名指指腹施行。

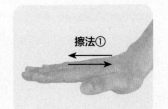

擦法①

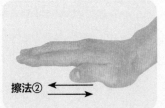

擦法②

手法要领

操作擦法时，不论是从上下还是从左右方向，都应直线往返，不可歪斜，往返距离要拉开；着力部位要紧贴皮肤，但不要用蛮力，以免擦破皮肤；用力要稳，动作要均匀连续、呼吸自然、不可屏气，一般速度为每分钟100~120次。

🍼 临床运用

擦法的功能特点是"擦"以温之，具有温经通络、行气和血、消肿止痛的作用。其中指掌擦法的温度较低，多用于胸胁及腹部，对于脾胃不和引起的脘腹疼痛及消化不良等症状有很好疗效；小鱼际擦法的接触面较大鱼际擦法小，温度较高，肩、臀及下肢部风湿酸痛、肢体麻木、伤筋等症常用本法，也常用于肋间部位；大鱼际擦法的温度中等，在胸腹、腰背、四肢等部均可应用，适用于外伤红肿、疼痛剧烈者。三种方法可以配合变换使用，不必拘泥。

使用擦法时要注意两点：一是治疗部位要暴露，并涂些润滑油，既可防止擦破皮肤，又可增高局部温度；二是使用擦法后，不要在该部位再用其他手法，否则容易损伤皮肤，因此擦法一般在治疗最后使用。

▷ 搓法

搓法是手掌呈扇形做搓动，让力量通过掌、小鱼际及手背尺侧，轻重交替、持续不断地作用在按摩部位上。根据着力部位的不同，搓法分为侧掌搓法、掌指关节搓法和指间关节搓法几种。

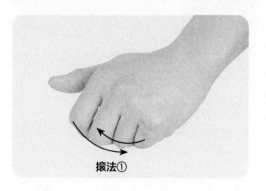

搓法①

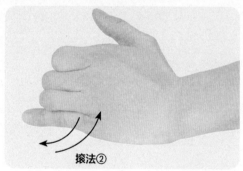

搓法②

手法要领

施行搓法时，动作宜轻柔而富于节奏性，用力要点在于轻巧、短促、重搓轻回，前搓和回收用力轻重比例宜3:1，即"搓三回一"，频率适宜每分钟120~180次。

🍼 临床运用

鱼际搓法和掌指关节搓法可以配合揉法使用，要求轻重适度，此法有放松肌肉、缓解肌肉痉挛、增强软组织活力、促进血液循环、消除肌肉疲劳的作用，常用于肌肉疼痛、肌体不畅、运动功能障碍等病。

▷ 点法

点法是用指尖或屈曲的指间关节背侧持续地垂直于体表向下用力点压穴位。按照操作部位不同，主要分为拇指点法、中指点法、屈指点法。点法着力面积小、刺激强、作用层次深，被按摩的局部会有酸、麻、胀、重等感觉。

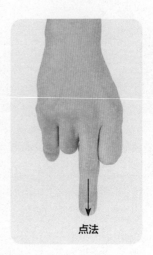

点法

手法要领

点法多用于穴位、痛点等较小部位，是从按法衍化而来，操作要领基本相同，但是比按法接触面积小、刺激性强。

🍼 临床运用

点法具有通经活络、调理气机、定惊醒神、通关开窍等功能，多用于止痛、急救、调理脏腑等。点法作为强刺激类手法，次数不宜多，一般不使用润滑剂，要注意不要点破皮肤。施行点法后，一般在操作部位上继续配合使用揉法，以缓解不适感。

▷ 搓法

用双手的掌面夹住一定部位，相对用力做相反方向的快速搓转或搓摩，同时做上下往返移动，称为搓法。也可用手指掌面在经穴上往来搓摩。

手法要领

双手用力要对称，搓动要快，移动要慢。搓法用于上肢部位时，要使上肢随手法略微转动；搓法用于腰背、胁肋部位时，主要是做搓摩动作。此外，若在脐部用手往返搓摩，则叫搓脐。

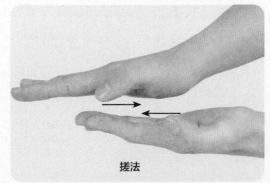

搓法

🍼 临床运用

搓法适用于腰背、胁肋及四肢部，一般常用作为推拿治疗结束手法使用，具有调气和血、疏通脉络、放松肌肉的作用，主治关节疼痛、麻木、肿胀、屈伸不利等症。

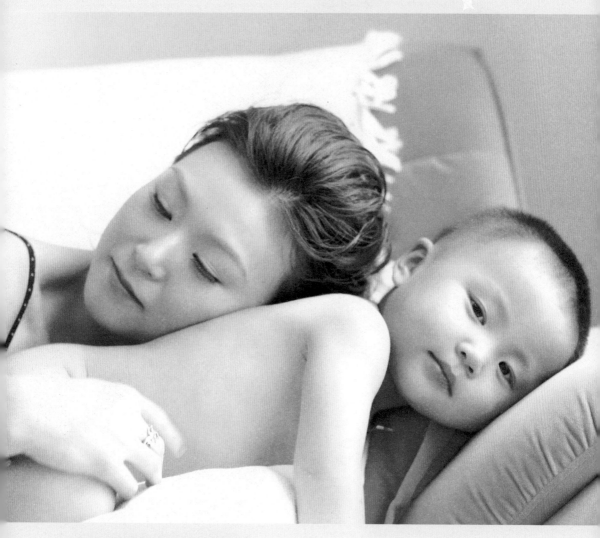

掌握了宝宝按摩的基础知识，就意味着
已经踏入宝宝按摩的门槛了，接下来结合身
体穴位就可以开始给宝宝实施按摩了。

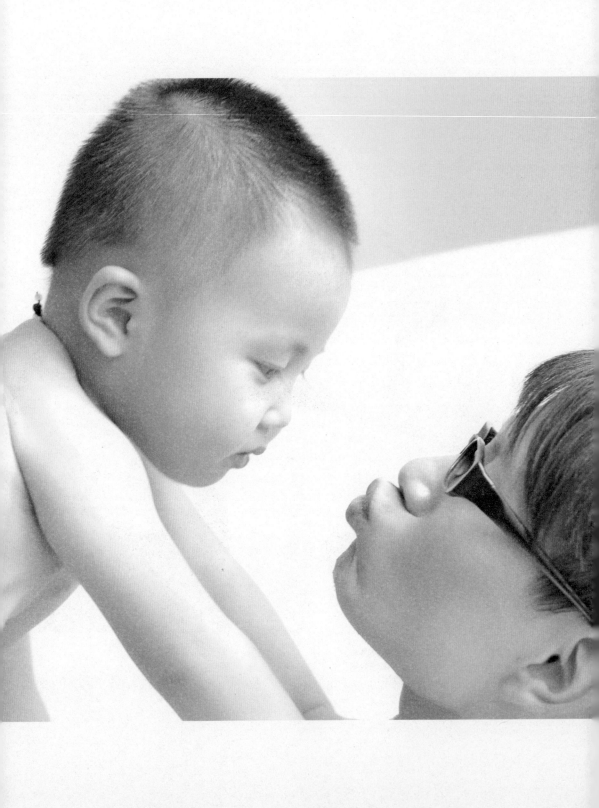

02

宝宝常见病经络按摩
加固机体防线，
拒绝药物伤害

感冒、发热、腹痛……
这些时不时来访的宝宝疾病，
不但让宝宝倍受折磨、健康受损，
更是让父母们心力交瘁、忧心忡忡，
恨不得将所有的病症都揽到自己身上。
很多父母更如惊弓之鸟，
宝宝一生病，立刻打针吃药。
殊不知，"是药三分毒"，
药物的伤害可能比这些疾病本身对宝宝的伤害更大。
所以，对于一些宝宝常见病，
父母最好学会使用经络按摩等自然疗法进行积极的预防和治疗。

发热的按摩疗法
扑灭宝宝身上的邪火

宝宝怎么了？

　　妈妈习惯性地摸了摸宝宝的额头和手心，发现宝宝的皮肤滚烫滚烫的，急忙用温度计一测，宝宝的体温38.5℃！妈妈既惊慌又迷惑：宝宝体温是正常还是发烧了？昨天晚上还好好的，也没吃错什么东西，衣服穿得不多也不少，怎么这会儿皮肤这么烫呢？

专家有话说！

　　通常来说，不同年龄的宝宝，发热标准不尽相同。一般情况下，宝宝的基础体温（基础体温是指直肠温度，即从肛门所测得的温度）为36.9~37.5℃，口腔体温比肛门处体温要低0.3~0.5℃，腋下温度又较口腔温度低0.3~0.5℃。不同宝宝的正常体温也略有差异，当体温超过基础体温1.0℃以上就可以视为发热。

　　现代医学将发热分为感染性和非感染性两大类。对于0~5岁的宝宝来说，最常见的是感染性发热，即宝宝感染了细菌、病毒等各种病原体，从而影响下丘脑体温调节中枢，导致发热。非感染性发热情况复杂，这里不作详细讨论。

　　中医认为宝宝形气未充、脏腑娇嫩，容易外感六淫之邪从而导致发热；或是因为用温热药物导致阴亏阳亢而使体内产生虚热；还可能是宝宝食滞不消，饮食积滞而导致发热。

爸爸妈妈巧应对！

　　发热其实是最常见的儿科疾病和体征之一。不论是什么原因引起的发热，体温很少会超过41℃。人体脑细胞能忍受一定的高温，但如果体温达到41.7℃，脑细胞蛋白质会因高温而受损，造成不可修复的损伤，也就是人们常说的"烧坏脑子"。

　　宝宝发热需重视，由于宝宝发热的变化较成人更为迅速，若体温剧增，常可引起喘促、昏迷、惊厥等，故只要体温高于38℃，就应及时去医院就诊。

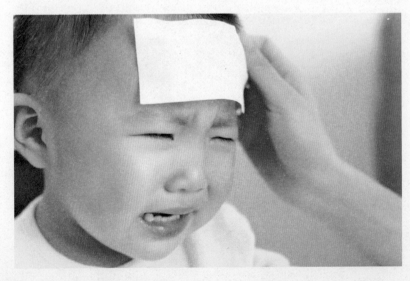

宝宝发热了会很难受，家长要想办法及时给宝宝降温。

▶ 发热的基础按摩疗法

根据引起发热的不同原因，中医把宝宝发热主要分为外感发热、阴虚内热、肺胃实热这三种。以下是适应这三种类型的基础经络按摩疗法，十分简单易学！

第一步 打马过天河

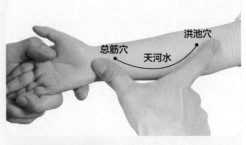

找对位置

前臂内侧正中，自腕横纹中央的总筋穴至肘横纹中央的洪池穴成一条直线。

操作方法

用食指、中指蘸水自内侧腕纹处，一起一落弹打如弹琴状，直至内侧肘纹处，称为打马过天河（多用于高热、实热症），弹打30~50次。

按摩要领

用力宜柔和均匀，弹打时要有节律。频率❶为每分钟100~150次。弹打的方向必须是从腕到肘，不可反方向操作！

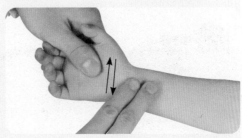

❶ 本书所说频率皆为本书专家团队临床经验所得数值，操作者可根据实际效果加减频率。

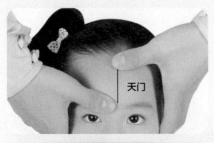

第二步 开天门

找对位置

两眉头连线中点至前发际成一条直线，也就是额头的正中线，称为天门。

操作方法

用两拇指自下而上交替直线推动，称开天门，又称推攒竹。推100~300次。

按摩要领

用力宜柔和均匀，推动时要有节律。频率为每分钟80~180次。

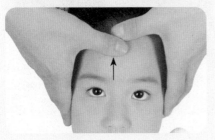

第三步 推坎宫

找对位置

自眉头沿眉心向眉梢呈一横线。

操作方法

两拇指自眉头向眉梢做分推，称推坎宫。推100~300次。

按摩要领

用力宜柔和均匀，推动时要有节律。频率为每分钟80~180次。

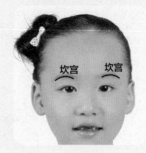 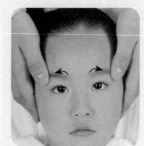

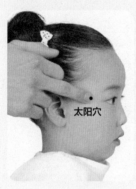 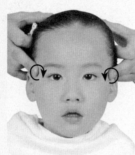

第四步 揉太阳穴

找对位置

眉梢与眼角延长线相交处，眉后按之凹陷处。

操作方法

以拇指或中指指腹在太阳穴上按顺时针按揉，称为揉太阳穴。揉1分钟。

按摩要领

用力应轻柔而均匀，手指不要离开接触的皮肤。频率为每分钟100~200次。

第五步 揉耳后高骨

找对位置

耳后入发际高骨下凹陷中。

操作方法

用拇指或中指指腹吸定在耳后高骨部，按顺时针或逆时针方向旋转揉动，称揉耳后高骨。揉100次。

按摩要领

用力应轻柔而均匀，手指不要离开接触的皮肤。频率为每分钟120~200次。

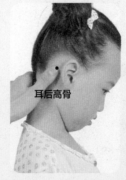 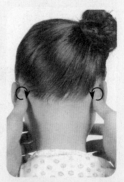

▶ 随症加减：外感发热

如果你的宝宝表现为发热怕冷，并伴有鼻子堵塞、流鼻涕、打喷嚏或咳嗽等症状，或者还伴有头痛、嗓子痒或咽喉红肿，按摩治疗还可以增加以下手法。

第一步 按揉风池穴

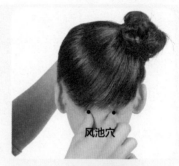

找对位置

颈后枕骨粗隆下缘胸锁乳突肌与斜方肌之间，枕骨下凹陷当中。

操作方法

用拇指和食指按揉双侧风池穴。按揉50~100次。

按摩要领

操作时，用拇指指腹垂直用力按压穴位，按揉时应深浅适宜、逐渐用力，以穴位处微有胀感为宜。频率为每分钟80~180次。

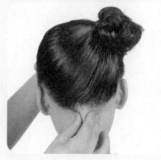

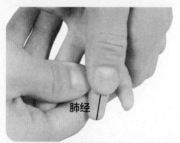

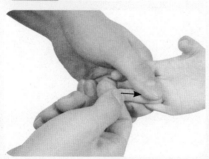

第二步 清肺经

找对位置

无名指末节螺纹面。

操作方法

以拇指侧面或指腹在无名指末节指纹上，向指根方向做直线推动。推100~500次。

按摩要领

用力宜柔和均匀，推动时要有节律。频率为每分钟120~250次。要注意推动的方向，方向错了治疗效果就不一样了！

第三步 鼻塞增加揉迎香穴

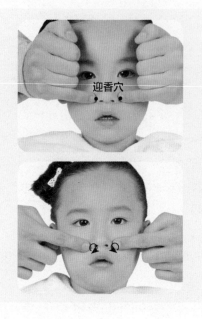

迎香穴

找对位置

鼻翼旁五分处，鼻唇沟中。

操作方法

以小指或食指两指指腹吸定于鼻翼两旁，按顺时针或逆时针方向揉动，称揉迎香穴。揉30~50次。

按摩要领

用力应轻柔而均匀，手指不要离开接触的皮肤。频率为每分钟100~200次。

▶ 随症加减：阴虚内热

阴虚内热表现为患儿午后发热，伴有手脚心热、脸颊潮红、口渴消瘦、大便秘结、舌红少苔、指纹淡紫等症状。按摩治疗应增加以下手法。

第一步 揉二马

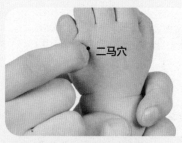

二马穴

找对位置

手背部无名指与小指掌指关节后凹陷中，又称上马、二人上马。

操作方法

用拇指指腹在宝宝的二马穴上按顺时针方向旋转揉动，称揉二马。揉150~300次。

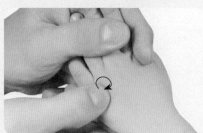

按摩要领

用力应轻柔而均匀，手指不要离开接触的皮肤。频率为每分钟120~300次。

第二步 补肾经

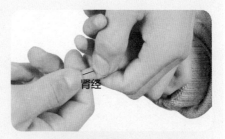

肾经

找对位置

小指末节螺纹面。

操作方法

用拇指在宝宝的小指末节螺纹面向指尖方向做直线
推动，称为补肾经。推100~500次。

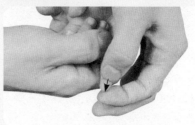

按摩要领

用力宜柔和均匀，推动时要有节律。频率为每分钟
120~250次。

▶ 随症加减：肺胃实热

当患儿表现有高热、面唇发红、喘气声粗，或大便干燥、口渴喜饮、不思饮食等症状时，按摩治疗应
增加以下手法。

第一步 清胃经

找对位置

拇指掌面近掌端第一节。

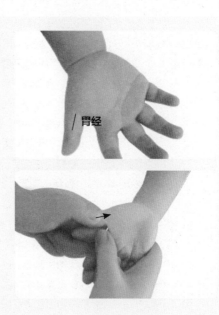

胃经

操作方法

用拇指侧面或指腹在宝宝拇指近掌端第一节向指根
方向直推。推100~500次。

按摩要领

用力宜柔和均匀，推动时要有节律。频率为每分钟
120~250次。

第二步 退六腑

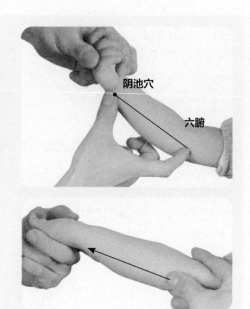

阴池穴

六腑

找对位置

在前臂尺侧（小指侧），自肘关节肱骨外上髁至腕横纹处的阴池穴成一条直线。

操作方法

用拇指指腹或食指、中指指腹自肘向腕做直线推动，称退六腑，又称推六腑。推100~300次。

按摩要领

用力宜柔和均匀，推动时要有节律。频率为每分钟80~250次。推的方向必须是从肘到腕，不可反方向操作！

生活调理

　　宝宝发热了，除了可以用按摩的方法帮助退热，还应该注意生活调养护理。

❶ **空气流通** ╱ 开窗通风，保持家里空气流通，减少病菌。

❷ **增减衣被** ╱ 宝宝发热时应将房间温度保持在25℃左右，或者打开电风扇对着房屋中间吹，以加速空气流通。开窗或吹风扇时要注意，不可让风直接吹向宝宝。如果宝宝四肢及手脚温热并且全身出汗，表示需要散热，可以少穿点衣物；如果宝宝四肢冰凉又猛打寒战，就表示需要保暖，这时候就要加盖毛毯了。

❸ **温水浴** ╱ 宝宝发热时可以用温水洗澡，方将宝宝身上衣物解开，用毛巾蘸温水（37℃）擦拭全身，这样可使宝宝皮肤的血管扩张，将体热散出。水汽由体表蒸发时，也会吸收热量，有利于降温。另外，也可把温湿毛巾放在宝宝的额头和颈项下，每5分钟换1次，宝宝的体温会跟着下降。

❹ **冰枕** ╱ 冰枕有助于降低体温，但对较小的宝宝不建议使用，因小宝宝不易转动身体，使用冰枕易造成局部过冷，慎用为宜。

❺ **多喝温水** ╱ 多喝温水有助于发汗，并可以防止脱水。水液代谢有调节机体温度的功能，可使体温下降并补充宝宝体内因发热丢失的水分。

❻ **使用退热药** ╱ 当宝宝中心温度（肛温或耳温）超过38.5℃时，应该在医生的指导下使用退热药水或栓剂。

感冒的按摩疗法
摆脱讨厌的宝宝常见病

宝宝怎么了？

菲菲马上就要7个月了，妈妈原打算周末带菲菲一起出去拍"写真"，记录菲菲这个月的变化。可是，周六早上一起来，妈妈就发现菲菲流鼻涕，时不时地打喷嚏，有些发热，这让妈妈十分担心，心想莫非感冒来袭，宝宝中招了？

专家有话说！

感冒又称"伤风""上呼吸道感染"，通常由受寒、受热或病毒感染引起，发病时通常有发热、鼻塞、流涕、咳嗽、头痛、畏寒、咽痛和浑身不适等症状。上述案例中的宝宝不仅流鼻涕、打喷嚏，还伴随着发热，很明显是得了感冒。需要提醒的是，如果只是偶然的流鼻涕、打喷嚏则不属于感冒。

感冒是最常见的宝宝疾病，一年四季均有发生，发病与天气变化有密切关系。通常在气温低下或突然变冷时最易发病，尤其在气候变化多端、冷热交替的秋冬之交和冬春之交发病率最高。

中医根据患病原因和临床表现，将感冒分为外感风寒的风寒感冒和外感风热的风热感冒两型。宝宝的脏腑娇嫩、形气未充、肌腠疏薄，对外界环境的适应能力弱、抗病能力差，一旦外界气候突然变化、冷热失时，就很容易被外邪所侵而得病。宝宝得了感冒之后，容易出现挟痰、挟滞、挟惊以及化热变喘等症状。一旦感冒，如果宝宝体质较差、染病较重或治疗不及时，就可能并发急性支气管炎、肺炎、病毒性心肌炎等疾病，影响宝宝的生长发育和身心健康，严重时可能危及生命。

爸爸妈妈巧应对！

宝宝感冒了，赶紧给宝宝吃感冒药或者送宝宝到医院去打针输液——这是许多家长的第一反应。殊不知宝宝脏腑娇嫩，很多药物对宝宝的身体有副作用。因此，宝宝感冒了能不吃药就尽量不要吃药。其实，吃药打吊针并不能根治宝宝感冒。一时好了，由于病根还在，不久就又发作，而让父母更加烦恼。按摩法可改善宝宝的体质，增强其身体抗病能力，降低患感冒的概率。

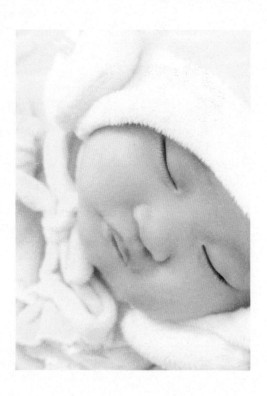

▷ 感冒的基础按摩疗法

中医根据患病原因和临床表现，将外感感冒分为外感风寒的风寒感冒和外感风热的风热感冒两种类型。不管是风寒感冒还是风热感冒，以下的基础按摩疗法都适用。

第一步 开天门

找对位置

两眉头连线中点至前发际成一条直线，也就是额头的正中线，称为天门。

操作方法

用两拇指自下而上交替直线推动，称开天门，又称推攒竹。推100次。

按摩要领

用力宜柔和均匀，推动要有节律。频率为每分钟80~180次。

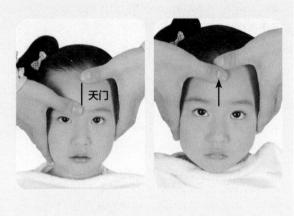

第二步 推坎宫

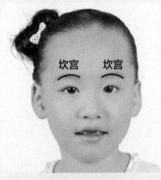

找对位置

自眉头沿眉心向眉梢呈一横线。

操作方法

两拇指自眉头向眉梢做分推，称推坎宫。推100次。

按摩要领

用力宜柔和均匀，推动要有节律。频率为每分钟80~180次。

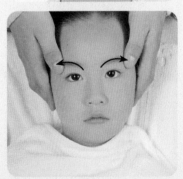

第三步 运太阳穴

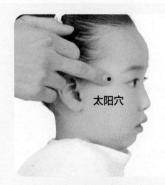

太阳穴

找对位置

眉梢与眼角延长线相交处，眉后按之凹陷处。

操作方法

以拇指或中指指腹在太阳穴上以顺时针方向旋转推动，称运太阳。此法以顺时针运为补，逆时针运为泻（不分左右）。运100次。

按摩要领

运法宜轻不宜重，宜缓不宜急，要在体表旋绕摩擦推动，不带动深层组织，运时向耳郭方向稍用力。频率为每分钟80~120次。

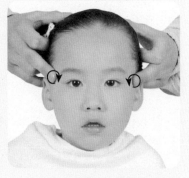

第四步 揉耳后高骨

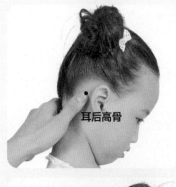

耳后高骨

找对位置

耳后入发际高骨下凹陷中。

操作方法

用拇指或中指指腹吸定在耳后高骨部，按顺时针或逆时针方向旋转揉动，称揉耳后高骨。揉100次。

按摩要领

用力应轻柔均匀，手指不要离开接触的皮肤，应使该处的皮下组织随手指的揉动而滑动，不要在皮肤上摩擦。频率为每分钟120~200次。

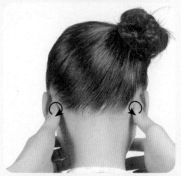

第五步 清肺经

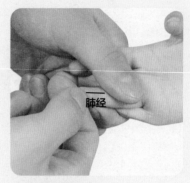

肺经

找对位置

无名指末节螺纹面。

操作方法

以拇指侧面或指腹在无名指末节指纹上向指根方向直线推动，推200~300次。

按摩要领

用力宜柔和均匀，推动时要有节律。频率为每分钟120~250次。此处一定要注意推动的方向，方向错了治疗效果就不一样了！

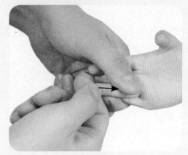

第六步 揉迎香穴

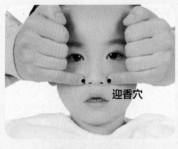

迎香穴

找对位置

鼻翼旁五分处，鼻唇沟中。

操作方法

以食指或小指二指指腹吸定于鼻翼两旁，按顺时针或逆时针方向揉动，称揉迎香穴。揉30~50次。

按摩要领

用力应轻柔均匀，手指不要离开接触的皮肤。频率为每分钟100~200次。

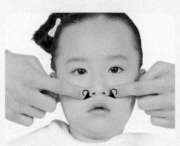

第七步　拿风池穴

找对位置

颈后枕骨粗隆下缘胸锁乳突肌与斜方肌之间，枕骨下凹陷当中。

操作方法

以拇指和食指用力对称捏拿宝宝风池穴。拿3次。

按摩要领

拇指和食指用力应协调一致，动作要缓和连续，由轻渐重，忌突然用力。频率每分钟80~100次。

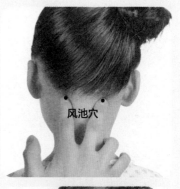

风池穴

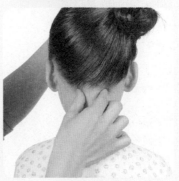

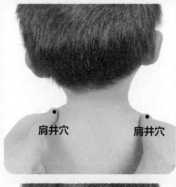

肩井穴　　肩井穴

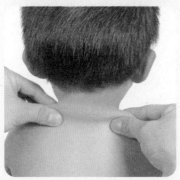

第八步　拿肩井穴

找对位置

肩部筋肉处，大椎穴与肩峰连线之中点，属足少阳胆经。大椎穴在低头时颈部突出最高处（第七颈椎棘突）下的凹陷处。

操作方法

以拇指指腹与食指、中指二指指腹相对用力提拿肩井穴，称拿肩井。拿5次。

按摩要领

操作时，拇指和其他手指用力应协调一致，动作要轻巧灵活、缓和连续、由轻渐重、重拿轻提，忌突然用力。频率为每分钟80~100次。

▷ 随症加减：风寒感冒

风寒感冒的一大特点是宝宝怕冷，并伴有发热、无汗、鼻塞、流清鼻涕、四肢关节酸痛、嗓子发痒、咳嗽等症状。如果宝宝感冒了并有上述一些症状，就应该在基本的按摩疗法上增加以下手法。

第一步 推三关

找对位置

位于前臂桡侧（拇指侧），自腕横纹处的阳池至肘横纹处的曲池成一条直线。

操作方法

用拇指侧面或食、中指指腹自腕推向肘，称推三关。推100~300次。

按摩要领

用力宜柔和均匀，推动时要有节律。频率为每分钟80~200次。注意推动的方向是从腕到肘，不可反方向操作。

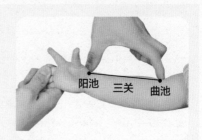

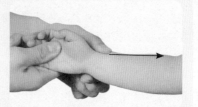

第二步 掐揉二扇门穴

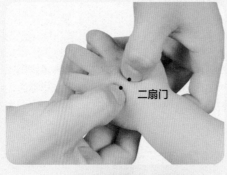

找对位置

二扇门，一手有两穴，位于掌背中指指根，第三掌骨小头两旁凹陷处。

操作方法

用拇指或中指吸定在二扇门穴上，按顺时针或逆时针方向揉，称揉二扇门，揉100~500次；用拇指、食指指尖掐，称掐二扇门，掐5~20次。

按摩要领

揉时用力应轻柔而均匀，手指不要离开接触的皮肤，应使该处的皮下组织随手指的揉动而滑动，不要在皮肤上摩擦，频率为每分钟120~250次。掐时拇指指尖垂直用力按压穴位，力道由小到大，以不刺破皮肤为宜。

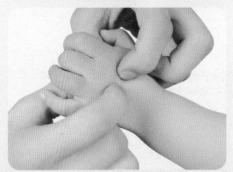

▶ 随症加减：风热感冒

风热感冒的特点是宝宝发热重，并有微怕风或怕冷、嗓子痛、口干、有汗或少汗、流黄涕、咳嗽痰稠色白或黄、舌边尖红、舌薄黄和头痛等。针对风热感冒的按摩手法是在基本疗法上增加以下手法。

第一步 推脊

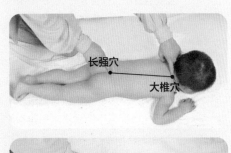

长强穴
大椎穴

找对位置

颈部大椎穴至尾骨端的长强穴成一条直线。大椎穴在低头时颈部突出最高处（第七颈椎）下的凹陷处。

操作方法

用拇指或食指、中指两指的指腹自宝宝颈部向尾骨端做直线推动，称推脊。推50~100次。

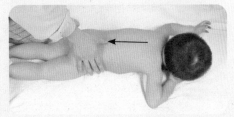

按摩要领

用力宜柔和均匀，推动时要有节律。频率为每分钟80~120次。注意推动的方向是从颈部到尾骨，不要反方向操作。

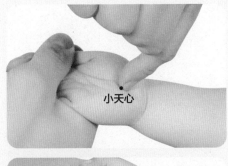

小天心

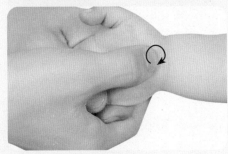

第二步 揉小天心穴

找对位置

位于掌根大、小鱼际交接处凹陷中，又叫鱼际交。

操作方法

用拇指或中指在宝宝的小天心上按顺时针或逆时针方向揉动，称揉小天心穴。揉100~300次。

按摩要领

用力应轻柔而均匀，手指不要离开接触的皮肤，力度以带动皮下组织为宜。频率为每分钟120~250次。

生活调理

　　宝宝感冒了，最主要的原因还是体质柔弱、抵抗力差，所以平时的保健预防极为重要。感冒期间除了按摩及其他治疗以外，还要注意生活上的一些事项。

❶ 多做户外活动／多带宝宝到户外活动，以增强体质，提高抗病能力。

❷ 流感季节，少去公共场所／流感季节，公共场所病菌多，宝宝的身体抵抗力弱，容易感染病菌，因此应尽量少去公共场所。

❸ 多吃清淡稀软的食物／宝宝脾胃功能本来就弱，感冒后更是如此，因此应食用稀软清淡的食物，如白米粥、牛奶、玉米面粥、米汤、烂面和鸡蛋汤等流质或半流质的食物，易于消化吸收，以减轻宝宝脾胃负担。

❹ 多吃水果、蔬菜／水果、蔬菜中富含维生素C，有助于感冒恢复。同时还能促进食欲，帮助消化，补充大量人体所需的维生素和各种微量元素。

❺ 多喝水／感冒经常伴有发热、出汗等症状，体内水分丧失较多。多喝水可以促进血液循环，加速体内代谢废物的排泄，有助于降低体温。

❻ 忌吃生冷、肥甘、辛燥的食物／生冷瓜果及冷饮等，性寒收引，会使黏膜、血管收缩，加重鼻塞、咽痛等症状；油腻食物及甘甜食品，会影响脾胃的运化功能，生痰酿湿而引起咳嗽、咳痰；辛燥的食物，会伤气灼津、助火生痰。因此，宝宝感冒了要避免吃肉、甜食、饮料以及油炸、辛辣类食物。

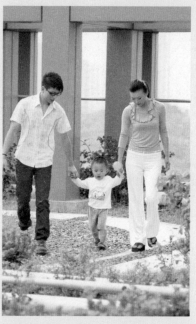

多带宝宝到户外活动，可增强宝宝的抗病能力。

咳嗽的按摩疗法
还宝宝一个清爽、通畅的呼吸道

宝宝怎么了？

天气一转冷，安安就开始咳嗽，咳嗽几天后还伴有发热。爸爸妈妈带安安去看医生，医生给开了药。很快，安安的烧退了，可是咳嗽一直没全好，断断续续有两个多月。全家人心里都很着急，不知道怎么办。

专家有话说！

咳嗽对宝宝来说非常常见，许多疾病都可能有咳嗽症状，如呼吸道感染、支气管扩张、肺炎和咽炎等。

中医认为宝宝肺常不足、肌肤薄弱、腠理疏松、抵抗力不足，容易外感六淫之邪。肺是娇弱的器官，肺主皮毛，开窍于鼻，当外邪进入鼻子，首先就会侵犯肺部，从而导致咳嗽。中医理论有"五脏六腑皆令人咳，非独肺也"之说，认为咳嗽不仅仅是肺脏疾病的表现，其他器官有病累及肺时，也会引发咳嗽。

咳嗽主要分为外感咳嗽和内伤咳嗽。外感咳嗽是当风、寒、暑、湿和燥等外邪侵袭人体的时候，肺、脾、肾三脏功能失调，宝宝就会咳嗽。它的特征是发病急、病程较为短暂，常见于感冒；内伤咳嗽是由于宝宝受内热、痰浊等干扰，使肺气阻滞、肺失宣降、肺气上逆而咳嗽。如果宝宝脾胃虚弱，饮食不注意，导致脾失健运，水湿内停，化为痰浊，积蓄在肺里，会使肺气不能宣降，也会导致咳嗽。因此内伤咳嗽有脾虚、肺虚、肾虚等证型，其特征是病情缓、病程长，并且反复发作。

爸爸妈妈巧应对！

宝宝咳嗽是气管或肺部受到刺激而高度兴奋时，为了防止黏液在呼吸道中堆积，宝宝身体形成的一种自我保护性反应。咳嗽其实并不全是坏事，反而是宝宝身体一种自我保护现象。如果宝宝只是在清晨咳嗽，或是运动后的轻微咳嗽，虽有发热但是精神良好，这时父母就不要太担心，只要给宝宝多喝温开水就可以了。宝宝如果肺脏虚弱，咳嗽总是反复发作，可运用按摩方法帮助宝宝理顺气息，尽早摆脱可恶的咳嗽困扰。

应该注意的是，如果宝宝的咳嗽很严重，呼吸都很困难，还伴有高热，就应该马上去医院就诊。

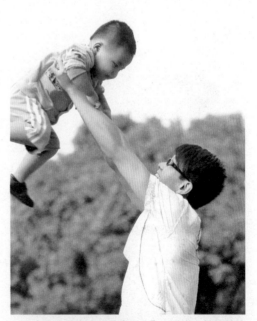

安安以前常因"肺常不足"而咳嗽，妈妈给他按摩两个月后，就很少咳嗽了。瞧，恢复健康的安安玩得多开心！

咳嗽的基础按摩疗法

西医用镇咳药可缓解咳嗽症状，但治标不治本，有些止咳药的副作用比较大，会影响宝宝身体的健康发育。而中医提倡祛除邪气，邪气没了，人体就自然不咳了，就像没有了敌人，身体的防御警钟就不会鸣响了。咳嗽的经络按摩疗法就是通过清肺补脾、疏通经络气血来根除咳嗽的。

第一步 开天门

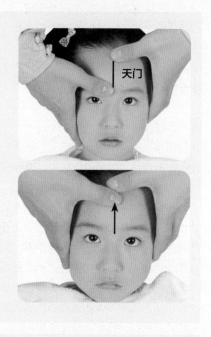

找对位置

两眉头连线中点至前发际成一条直线，也就是额头的正中线，称为天门。

操作方法

用两拇指自下而上交替直线推动，称开天门，又称推攒竹。推30~50次。

按摩要领

用力宜柔和均匀，推动要有节律。频率为每分钟80~180次。

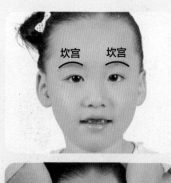

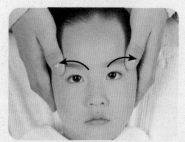

第二步 推坎宫

找对位置

自眉头沿眉心向眉梢呈一横线。

操作方法

两拇指自眉头向眉梢做分推，称推坎宫。推30~50次。

按摩要领

用力宜柔和均匀，推动要有节律。频率为每分钟80~180次。

第三步 运太阳穴

找对位置

眉梢与眼角延长线相交处，眉后按之凹陷处。

操作方法

以拇指或中指指腹在太阳穴上以顺时针方向旋转推动，称运太阳。此法以顺时针运为补，逆时针运为泻（不分左右）。运30~50次。

按摩要领

运法宜轻不宜重，宜缓不宜急，要在体表旋绕摩擦推动，不带动深层组织，运时向耳郭方向稍用力。频率为每分钟80~120次。

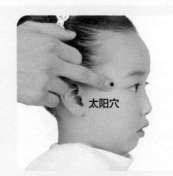

太阳穴

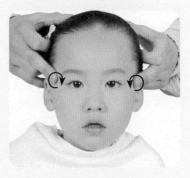

第四步 揉耳后高骨

找对位置

耳后入发际高骨下凹陷中。

操作方法

用拇指或中指指腹吸定在耳后高骨部，按顺时针或逆时针方向旋转揉动，称揉耳后高骨。揉30~50次。

按摩要领

用力应轻柔而均匀，手指不要离开接触的皮肤。频率为每分钟120~200次。

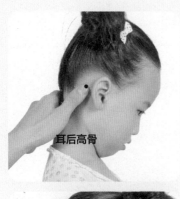

耳后高骨

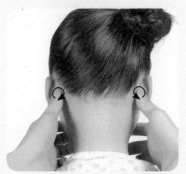

第五步 清肺经

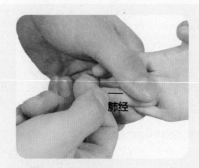

肺经

找对位置

无名指末节螺纹面。

操作方法

以拇指侧面或指腹在无名指末节指纹上由指尖向指根方向做直线推动。推100~300次。

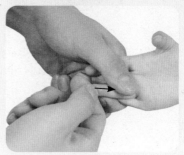

按摩要领

用力宜柔和均匀，推动时要有节律。频率为每分钟120~250次。此处一定要注意推动的方向，方向错了治疗效果就不一样了！

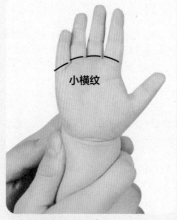

小横纹

第六步 推小横纹

找对位置

掌面食指、中指、无名指、小指掌关节横纹处。

操作方法

以拇指侧面或指腹做由食指侧直推至小指侧的单向直线推动。推100~300次。

按摩要领

用力宜柔和均匀，推动时要有节律。频率为每分钟80~150次。

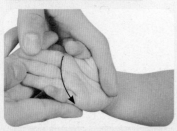

第七步 推、揉膻中穴

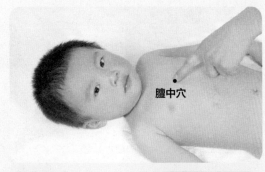
膻中穴

找对位置
位于胸骨上，两乳头连线的中心。

操作方法
用食指指腹按顺时针方向旋转揉动，称揉膻中；两拇指自穴中间向两旁分推至乳头，称分推膻中。如果宝宝咳嗽同时还觉得胸闷，就选用分推膻中；如果咳嗽有痰鸣，就选用揉膻中。推、揉1分钟。

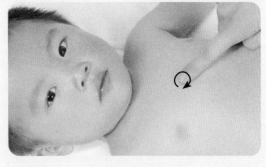

按摩要领
推法操作时，用力宜柔和均匀，推动时要有节律，频率为每分钟80~250次；揉法操作时，用力应轻柔而均匀，手指不要离开接触的皮肤，频率为每分钟120~300次。

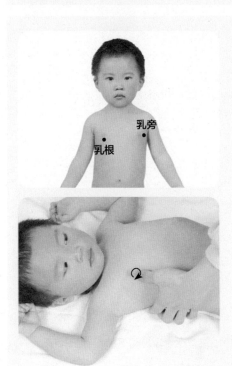
乳旁
乳根

第八步 揉乳根穴、乳旁穴

找对位置
乳头向外旁开2寸为乳旁穴，乳头向下2寸为乳根穴，两穴常合并使用。

操作方法
用拇指指腹置于乳旁、乳根穴按顺时针或逆时针旋转揉动乳房穴、乳根穴。分别揉20~50次。

按摩要领
用力应轻柔而均匀，手指不要离开接触的皮肤。频率为每分钟120~300次。

第九步 揉肺俞穴

找对位置

在背部，位于第三胸椎棘突下，旁开1.5寸处，左右各有一穴。

操作方法

以拇指置于左右肺俞穴位揉动，称揉肺俞。揉50~100次。

按摩要领

用力应轻柔而均匀，手指不要离开接触的皮肤。频率为每分钟120~300次。

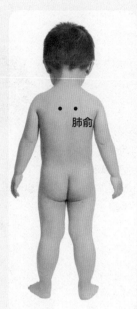
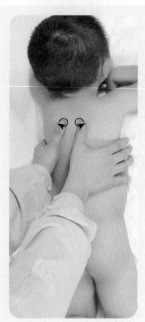

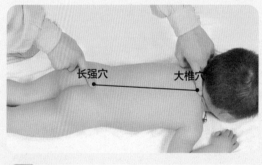

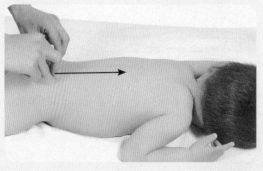

第十步 捏脊

找对位置

颈部大椎穴至尾骨端长强穴成一条直线，大椎穴在低头时颈部突出最高处（第七颈椎棘突）下的凹陷处。

操作方法

捏脊前，先在背部轻轻按摩几遍，使肌肉放松，消除宝宝的紧张情绪，然后使用捏法从尾骨端一直捏到颈部大椎穴，捏3遍，捏第3遍时，每捏3下，要轻轻用力上提1次。至皮肤红润微充血为止。

按摩要领

操作时，捏起皮肤的多少及力度大小要适当，切记不可太用力，否则宝宝就要反抗啦！捻动向前时，需直线前进，不可偏斜。另外，不可拧转皮肤，也不可捏太紧，捏太紧不容易向前捻动推进，捏太少则不易捏起皮肤。

生活调理

家长如果在宝宝咳嗽治疗期间注意精心护理，可以收到事半功倍的疗效哦！

❶ **饮食宜清淡**／咳嗽期间宝宝的饮食应以清淡为主，多吃新鲜蔬菜，适当吃些豆制品，荤菜量应减少，可食少量瘦肉或禽、蛋类食品。食物以蒸煮为主。另外，水果可选择梨、苹果、柑橘等，量不宜多。

❷ **多给宝宝喝水**／宝宝咳嗽期间要多喝水，因为充足的水分不但能满足人体的代谢需求，还可帮助稀释痰液，使痰易于咳出，并能增加尿量，促进有害物质的排泄。

❸ **宝宝忌吃冷、酸、辛辣类食物**／冷冻、辛辣食品会刺激咽喉部，使咳嗽加重。宝宝咳嗽时不宜吃冷饮或冷冻饮料，从冰箱里取出的牛奶要加温后再喝。也不要吃酸味食物，因为酸味食物有收敛的作用，会使痰不易咳出，以致加重病情，使咳嗽难愈。

❹ **宝宝忌吃鱼、虾、蟹等海鲜食物**／由于海鲜产品易引起过敏反应，且多数海鲜有腥味会刺激呼吸道，因此，咳嗽的宝宝不要吃鱼腥虾蟹类食物，否则会加重咳嗽，而对鱼虾食品过敏的宝宝咳嗽时更不能食用。

❺ **宝宝忌食补品**／可怜天下父母心，爸爸妈妈们爱子心切，宝宝体质虚弱，总是忍不住要给他（她）买各种各样的补品。但是对于正在咳嗽的宝宝，父母们就应该注意了，宝宝咳嗽未愈时不宜服补品，因为补品助热，不利于清肺，而且有闭门留寇的弊端，会使咳嗽难愈。

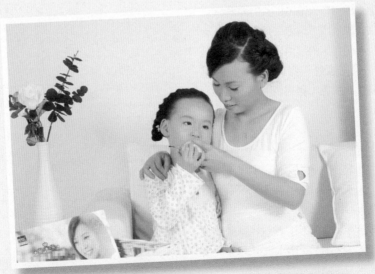

给宝宝吃梨能润肺止咳。

四 支气管肺炎的按摩疗法
呵护好宝宝娇嫩的肺

宝宝怎么了？

宣宣9个月了，最近老是咳嗽有痰，呼吸困难，还反复高热，食欲也不振。宣宣妈不知道宝宝得的是普通感冒发热还是其他疾病，心里很害怕。

专家有话说！

如果宝宝出现咳嗽，症状较轻，这可能是一般感冒引起的。一旦宝宝咳嗽时有黄、绿色或带有血的浓痰，并且出现呼吸急促、困难，还伴有高热头痛等症状，那么宝宝可能患上了支气管肺炎，需要及时到医院就诊。

支气管肺炎又称小叶性肺炎，是宝宝最常见的病症之一，一年四季均可发病，以冬春寒冷季节、秋冬换季时节及气候骤然变化时多见。现代医学认为，支气管肺炎大都由肺炎球菌、葡萄球菌、病毒及病毒支原体所致，病变主要部位在支气管附近终末细支气管和肺泡，有时小病灶融合成为较大范围的支气管肺炎。中医认为支气管肺炎属"风温"病的范围，发病原因为肺卫不固，风热从肌表口鼻犯肺，以致热郁肺脏，蒸液成痰，症状主要表现为发热、咳嗽、胸痛、气急、鼻翕、咯痰、呛奶、呕吐和呼吸困难等。

爸爸妈妈巧应对！

肺炎虽然听起来好像很可怕，但是爸妈也不要慌了神。对于病情较轻的宝宝来说，坚持经络按摩疗法会取得很好的疗效。

如果发现宝宝咳嗽有痰、呼吸困难并伴有高热的症状，为确保宝宝的安全（尤其是新生儿），应将宝宝立即送医院就诊。对于新生儿肺炎，家长要特别警觉，因为这一时期的宝宝免疫功能很差，所以即使患了肺炎症状也不典型，可能发热咳嗽症状也不明显，体温也可能正常或低于正常，但是只要细心观察就可以发现，患肺炎的新生儿通常会有口吐白沫、不吃奶、哭声低、面色发灰、口唇周围青紫、四肢发凉、烦躁不安、呼吸浅或急促不规则等。家长一旦发现宝宝有上述症状，就应该及时带去医院检查。

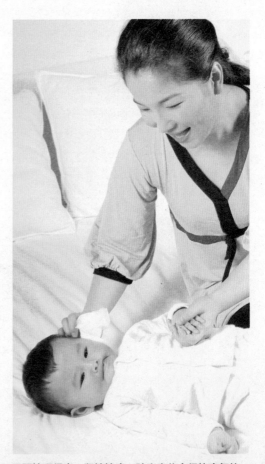

只要护理得当，坚持按摩，肺炎患儿会很快康复的。

▷ 支气管肺炎的基础按摩疗法

根据病因，中医将宝宝肺炎分为三种证型，分别是风热犯肺型、痰热郁肺型和热入心营型。其中适用用按摩手法治疗的有风热犯肺型和痰热郁肺型两种。

第一步 清肺经

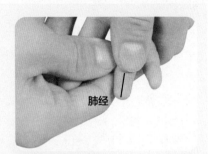

找对位置

无名指末节螺纹面。

操作方法

以拇指侧面或指腹在无名指末节指纹上由指尖向指根方向做直线推动。推300次。

按摩要领

用力宜柔和均匀，推动时要有节律。频率为每分钟120~250次。

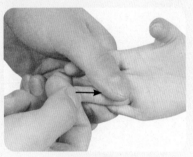

第二步 退六腑

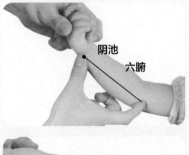

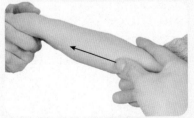

找对位置

在前臂尺侧（小指侧），自肘关节至腕横纹处阴池穴成一条直线。

操作方法

用拇指指腹或食指、中指指腹自肘向腕做直线推动，称退六腑，又称推六腑。推300次。

按摩要领

用力宜柔和均匀，推动时要有节律。频率为每分钟120~250次。推的方向必须是从肘到腕，不可反方向操作！

第三步 推三关

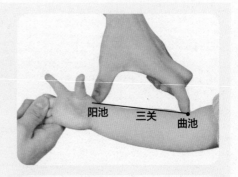

阳池　三关　曲池

找对位置

位于前臂桡侧（拇指侧），自腕横纹处阳池穴至肘横纹处曲池穴成一条直线。

操作方法

用拇指侧面或食、中指指腹自腕推向肘，称推三关。推100次。

按摩要领

用力宜柔和均匀，推动时要有节律。频率为每分钟80~200次。此处推的方向是从腕到肘，千万不要反方向操作！

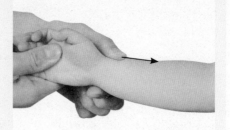

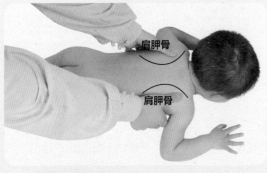

肩胛骨

肩胛骨

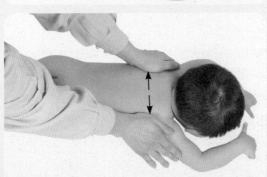

第四步 分推肩胛骨

找对位置

肩胛骨也称胛骨、琵琶骨，位于背部，是三角形扁骨，介于第二至第七肋骨之间。

操作方法

以两手拇指桡侧面或大鱼际，用分推法在两侧肩胛骨上进行操作。分推100次。

按摩要领

进行推法操作时，一般要使用爽身粉或滑石粉，推动时拇指指腹要紧贴肩胛骨部位，不要左右偏移，要注意轻重缓急。频率为每分钟80次。

第五步 按揉肺俞穴

找对位置

在背部，位于第三胸椎棘突下，旁开1.5寸处左右各有一穴。

操作方法

用拇指腹或中指指腹在肺俞穴上用力往下按压，称为按肺俞穴；以食、中两指分别置于左右肺俞穴位揉动，称揉肺俞。交替按揉1分钟。

按摩要领

按法操作时，要逐渐用力，向下掀压；揉法操作时，用力应轻柔而均匀，手指不要离开接触的皮肤。频率为每分钟120~250次。

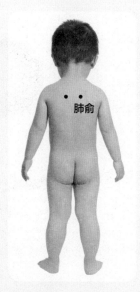
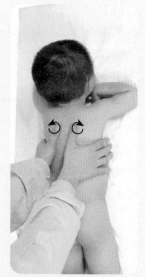

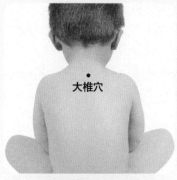
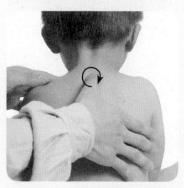

第六步 按揉大椎穴

找对位置

低头时，颈部突出最高处为第七颈椎棘突，下面的凹陷处即为大椎穴。

操作方法

用拇指指腹在大椎穴上按压，继而按顺时针方向旋转揉动，称按揉大椎穴。按揉1分钟。

按摩要领

按法操作时，要逐渐用力，不宜突然或过于用力；揉法操作时，用力应轻柔而均匀，手指不要与穴位处皮肤摩擦。频率为每分钟120~200次。

第七步 揉膻中穴

找对位置

位于胸骨上，两乳头连线的中点。

操作方法

用中指指腹在膻中穴上按顺时针方向旋转揉动，称揉膻中。揉2分钟。

按摩要领

用力应轻柔均匀，手指不要离开接触的皮肤。频率为每分钟120~300次。

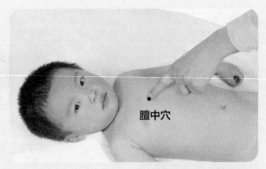

膻中穴

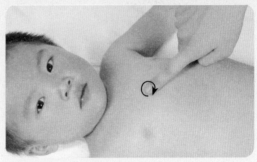

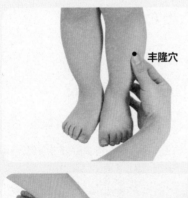

丰隆穴

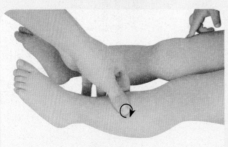

第八步 按揉丰隆穴

找对位置

在小腿外侧，位于外踝尖直上8寸，胫骨前缘外侧1.5寸处，胫、腓骨之间。

操作方法

以拇指指腹或中指指腹在丰隆穴上用按法按压，继而用拇指指腹在此穴上按顺时针或逆时针方向旋转揉动，称为按揉丰隆穴。按揉2分钟。

按摩要领

按法操作时，要逐渐用力，不宜突然或过于用力；揉法操作时，用力应轻柔而均匀，手指不要离开接触的皮肤。频率为每分钟120~200次。

▶ 随症加减：风热犯肺型

风热犯肺型肺炎的症状表现为：发热、恶风、汗少、头痛、口微渴、咳嗽、气急、痰黏色白量少、咽部红肿和胸胁疼痛等。此类肺炎在基础按摩疗法上增加以下手法。

第一步 揉太阳穴

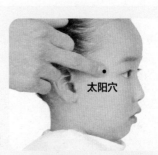

找对位置

眉梢与眼角延长线相交处，眉后按之凹陷处。

操作方法

以拇指或中指指腹在太阳穴上按顺时针方向揉动，称为揉太阳穴。揉30次。

按摩要领

用力应轻柔而均匀，手指不要离开接触的皮肤。频率为每分钟120~200次。

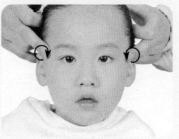

第二步 推三关

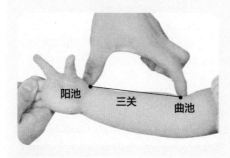

找对位置

位于前臂桡侧（拇指侧），自腕横纹处阳池至肘横纹处曲池连成一条直线。

操作方法

用拇指侧面或食指、中指指腹自腕推向肘，称推三关。推300次。

按摩要领

用力宜柔和均匀，推动时要有节律。频率为每分钟80~200次。注意推的方向是从腕到肘，千万不要反方向操作！

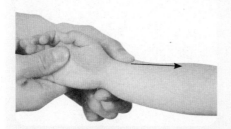

第三步 拿风池穴

找对位置

位于颈后枕骨粗隆下缘胸锁乳突肌与斜方肌之间，枕骨下缘凹陷当中。

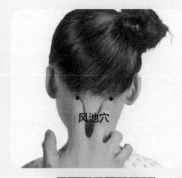

操作方法

以拇指指腹与食指、中指二指指腹相对用力提拿风池穴。拿10次。

按摩要领

拇指和食指、中指二指用力应协调一致，动作要轻巧灵活、缓和连续、由轻渐重，忌突然用力。频率为每分钟80~100次。

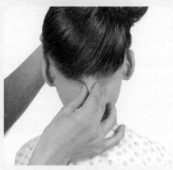

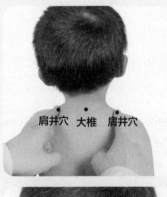

第四步 拿肩井穴

找对位置

在肩部筋肉处，大椎与肩峰连线之中点，属足少阳胆经。大椎穴在低头时颈部突出部位最高处（第七颈椎棘突）下的凹陷处。

操作方法

以拇指指腹与食指、中指二指指腹相对用力提拿肩井穴，称拿肩井。拿10次。

按摩要领

操作时，拇指和食指、中指二指用力应协调一致，动作要轻巧灵活、缓和连续、由轻渐重，忌突然用力。频率为每分钟80~100次。

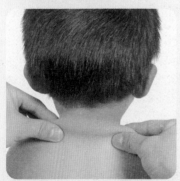

▷ 随症加减：痰热郁肺型

痰热郁肺型的症状表现为：高热面赤，口渴欲饮，咳嗽痰黄而黏或夹血丝或为铁锈色痰。此类肺炎在基础的按摩疗法上要增加以下手法。

第一步 退六腑

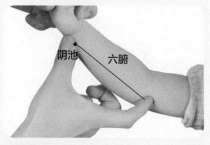

找对位置

在前臂尺侧（小指侧），自肘关节至腕横纹阴池穴处成一条直线。

操作方法

用拇指指腹或食、中二指指腹自肘向腕做直线推动，称退六腑，又称推六腑。推300次。

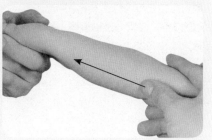

按摩要领

用力宜柔和均匀，推动时要有节律。频率为每分钟80~250次。推的方向必须是从肘到腕，不可反方向操作！

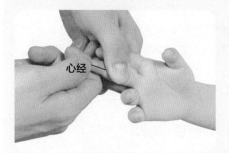

第二步 清心经

找对位置

中指末节螺纹面。

操作方法

用拇指指腹或指侧在宝宝的中指末节螺纹面往指根方向做直线推动，称为清心经。推100~500次。

按摩要领

用力宜柔和均匀，推动时要有节律。频率为每分钟120~250次。此处一定要注意推动的方向，方向错了治疗效果就不一样了。

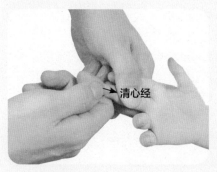

第三步 揉中脘穴

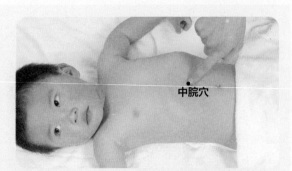

中脘穴

找对位置

在腹部，前正中线上，肚脐向上4寸处，位于胸骨体下缘到肚脐正中连线的中点。

操作方法

用中指或食指指腹在宝宝的中脘穴上，按顺时针或逆时针方向旋转揉动。揉3分钟。

按摩要领

用力应轻柔而均匀，手指不要离开接触的皮肤，不可与皮肤摩擦。频率为每分钟120~250次。

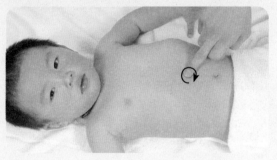

生活调理

对于轻型的肺炎，宝宝按摩疗法较为理想，但是重症肺炎必须先带宝宝到医院就诊，再用按摩疗法辅助治疗。一定要注意保持宝宝居住环境温度和湿度适宜，此外，还要注意以下的护理事项。

❶ 给宝宝足够的营养／给宝宝提供足够的营养，至少要争取母乳喂养至4个月以后，并合理添加辅食。

❷ 鼓励宝宝多喝水／多给宝宝喝白开水，因为白开水有利于加速代谢废物的排出，有益于肺炎的防治。

❸ 室内空气要新鲜、流通／要勤开窗户，使室内空气流通，以减少空气中的细菌，同时从窗户照进来的阳光还有杀菌作用。需要注意的是，应避免穿堂风。

❹ 加强宝宝皮肤及口腔的护理／爱出汗的宝宝要及时更换衣服，并用热毛巾把汗液擦干，这对皮肤散热及抵抗病菌有好处。对痰多的宝宝，应尽量让痰液咳出，以防痰液堵塞呼吸道。家长应经常将宝宝抱起，轻轻拍打背部，这样既可防止肺部瘀血也可使痰液容易咳出，有助于康复。

❺ 治疗要彻底／不能因为宝宝已不咳嗽、不发热了，就以为是肺炎治好了，于是中断了治疗，这样很可能会导致病情迁延反复。

五 腹泻的按摩疗法
远离让家长担心不已的"常客"

宝宝怎么了？

宝宝又腹泻了，便便稀稀糊糊的，脸色也变得青青的。上回也是因为腹泻带宝宝到医院打了吊针又吃了药，还不到半个月又这样了。面对反复的病情，年轻的爸爸妈妈们实在犯愁。

专家有话说！

6~11个月大的宝宝常常会发生腹泻，主要的症状表现为大便次数增多、粪质稀薄或如水样。对于新生儿，不同的喂养方式，腹泻的症状有所不同。母乳喂养的新生儿，腹泻表现为每天大便达7~8次，甚至达到11~12次，外观呈厚糊状。但是如果宝宝精神好、吃奶好，体重增长正常，就是正常的。人工喂养的宝宝，如每天大便5次以上，或大便中出现像鼻涕状的黏液，或含大量的水分，就可能是患上了腹泻，应及时找医生检查治疗。

宝宝腹泻的主要原因是免疫力差，尤其是肠道的免疫功能差。刚离开母体的宝宝由于自身的抵抗力比较弱，当肠道受到感染时，没有能力去战胜病菌，便很容易患感染性腹泻。积食、感冒、病毒或细菌感染、过敏甚至天气变化等因素都可能导致宝宝腹泻。家长要学会观察宝宝的大便，以便及早发现导致宝宝腹泻的各种病因，这样就可以对症施治，早日诊疗，使宝宝尽快恢复健康。

爸爸妈妈巧应对！

对于偶然的腹泻，比如喂养不当或腹部着凉引起的腹泻，爸爸妈妈不要太担心，只要合理地喂养，注意饮食卫生及衣服的增减，宝宝就会很快康复。至于反复性的腹泻，就要从病源着手，悉心调理脾胃从而根治这个顽疾。

按摩疗法是通过按摩与脾胃相关的穴位，理顺气血，恢复五脏六腑的功能，协调全身机能，以达到养胃补脾的目的，从而从根本上改变宝宝的体质，使宝宝远离腹泻的烦扰。

不过，爸爸妈妈要注意具体情况具体分析哦！有些情况还是需要区别对待的。如果宝宝连续腹泻，很可能是感染引起的，需要到医院进行检查。如果医生确诊为细菌感染引起的腹泻，就有必要合理使用抗生素，否则腹泻迁延难愈，会严重影响宝宝的生长发育。

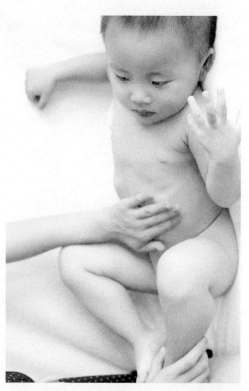

按摩宝宝身体与脾胃相关的穴位，可以养胃补脾，治疗腹泻。

▷腹泻的基础按摩疗法

中医认为宝宝腹泻是因为"脾常不足"的缘故，即脾胃发育尚未健全，消化功能较弱，外感六淫邪气或者乳食内伤，使脾胃纳运升降功能失调而导致的，并把宝宝腹泻分为内伤饮食、感受外邪、脾胃虚弱这三种类型，它们的基础按摩方法是一样的。

第一步 补脾经

找对位置

拇指末节螺纹面。

操作方法

旋推或将宝宝拇指略弯曲，循拇指桡侧面由指尖推向指根。推150次。

按摩要领

用力宜柔和均匀，推动时要有节律。频率为每分钟80~250次。此处一定要注意推动的方向，方向错了疗效就不一样了。

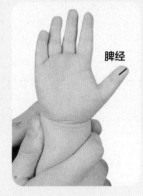
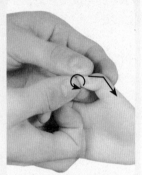

脾经

第二步 补大肠经

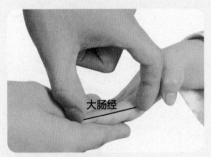

大肠经

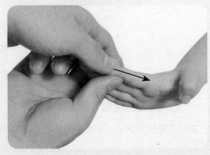

找对位置

食指桡侧（拇指侧），自指尖至虎口（食指与拇指在手掌部衔接处）成一条直线。

操作方法

施术者用拇指侧面或指腹从食指尖直推向虎口。推150次。

按摩要领

用力宜柔和均匀，推动时要有节律。频率为每分钟80~250次。此处一定要注意推动的方向，方向错了治疗效果就不一样了！

第三步 板门推向横纹

找对位置

位于手掌大鱼际平面，从大鱼际至掌后腕横纹上大小鱼际之间成一条直线。

操作方法

施术者用拇指侧面或指腹自拇指指根推向腕横纹，称板门推向横纹。推200次。

按摩要领

用力宜柔和均匀，推动时要有节律。频率为每分钟100次。此处一定要注意推动的方向，向横纹推能止泻，向板门推能止呕，方向错了治疗效果就不一样了！

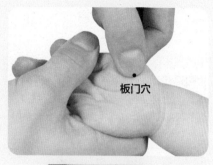

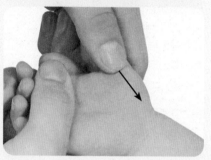

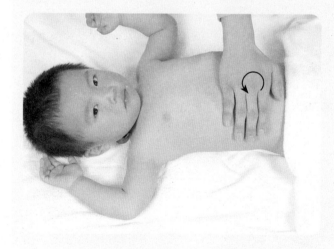

第四步 摩腹

找对位置

腹部中间，肚脐周围。

操作方法

用手掌或三指并拢，按在腹部轻轻地摩动，逆时针摩动5分钟。

按摩要领

用力要轻柔适当，速度宜均匀协调，指摩可稍轻快，掌摩可稍重缓。频率为每分钟120~160次。注意必须逆时针方向摩动！

第五步 推上七节骨

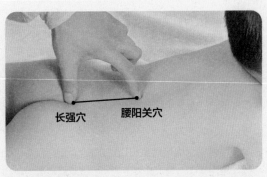

长强穴　腰阳关穴

找对位置

第四腰椎至尾椎骨端（长强）成一条直线。（找到宝宝的髂骨，也就是叉腰摸到的骨头，髂骨高点连线与脊柱相交的地方是第四腰椎）。

操作方法

用拇指桡侧面或拇指指腹自下向上做直推，称为推上七节骨。反之，自上向下推，称为推下七节骨。推200次。

按摩要领

用力宜柔和均匀，推动时要有节律。频率为每分钟100~200次。此处一定要注意推动的方向是自尾骨端向上，方向错了治疗效果就不一样了！

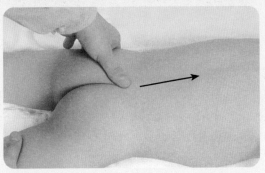

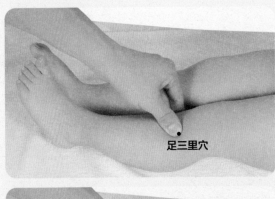

足三里穴

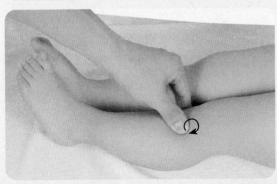

第六步 揉足三里穴

找对位置

在小腿外侧，外膝眼下3寸，胫骨前缘旁开1寸处。

操作方法

用拇指指腹在足三里穴上按顺时针方向揉50次。

按摩要领

用力应轻柔而均匀，手指不要离开接触的皮肤。频率为每分钟120~250次。

▶ 随症加减：内伤乳食导致的腹泻

宝宝的脾胃功能很虚弱，神经系统对胃肠道的调节也比较差。如果饮食不加节制，吃太多生冷、油腻的食物，或过早给宝宝添加不易消化的食物，都会造成脾胃功能失调，而致腹泻。此类腹泻在基础按摩手法上要增加清胃经150次。

清胃经

找对位置

拇指掌面近掌端第一节。

操作方法

用拇指侧面或指腹在宝宝拇指掌面近掌端第一节向指根部直推。推150次。

按摩要领

用力宜柔和均匀，推动时要有节律。频率为每分钟120~200次。

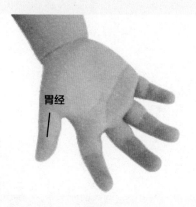

胃经

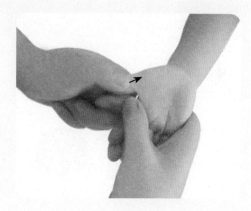

▷随症加减：脾胃虚弱导致的腹泻

宝宝的脾胃功能失调，吃进的食物没有被消化，积于脾胃而形成了积滞，并走大肠而致泄泻。久泄会加重脾胃虚弱，使营养物质不能运送到全身，会导致其他疾病的发生。因脾胃虚弱导致的腹泻，按摩疗法应增加捏脊5遍。

捏脊

找对位置

颈部大椎穴至尾骨端成一条直线，大椎穴在颈部，低头时突出最高处（第七颈椎棘突）下的凹陷处。

操作方法

在捏脊前，先在背部轻轻抚摩几遍，使肌肉放松，消除宝宝的紧张情绪。然后从尾骨端一直使用捏法捏到颈部大椎穴，捏5遍，捏最后一遍时，每捏3下，要轻轻用力上提1次。至皮肤红润微充血为止。

按摩要领

操作时，捏起皮肤的多少及力度大小要适当，不可太用力，否则宝宝就要反抗啦! 捻动向前时，需直线前进，不可偏斜。另外，也不可拧转皮肤，也不可捏太紧、太少，捏太紧不容易向前捻动推进，捏太少则不易捏起皮肤。

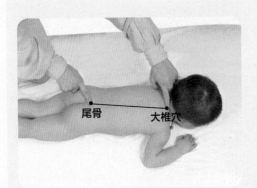

尾骨　　大椎穴

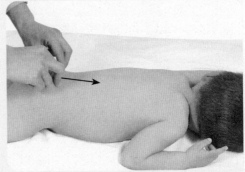

生活调理

父母在宝宝未发病的时候就应该小心呵护宝宝的脾胃，以固护后天之本。

❶ **注意饮食调配** / 预防宝宝腹泻，最重要的就是注意宝宝的饮食调配。对于还处在1岁以内的宝宝，我们鼓励母乳喂养。在一般情况下，宝宝到了6个月之后，不论母乳还是人工喂养，都应添加辅食，但增添辅助食品不宜太快、太多，应该遵循由少到多、由稀到干、由细到粗、由一种到多种的原则。气温过高时，应避免过多喂食富含油脂的混合食物。

❷ **注意给宝宝保暖** / 气温的突然变化也会诱发宝宝腹泻，所以要注意做好宝宝的保暖工作，及时地添减衣服，尤其是长时间在户外活动时，更要注意避免宝宝受凉或受热。

❸ **保护宝宝的腹部** / 平时要注意保护好宝宝的腹部，避免让宝宝光着身子，尤其是宝宝的脐部，最好戴个肚兜，不要让其裸露在外，以免感受外邪导致腹泻。

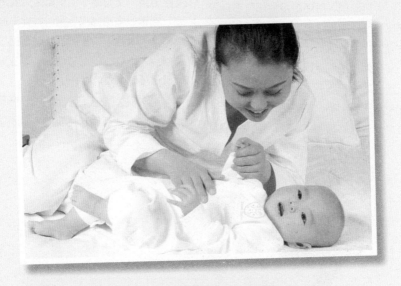

腹部受凉很容易导致腹泻，因此保护好宝宝的腹部很重要。

六 腹痛的按摩疗法
和最常见的疼痛说"不"

宝宝怎么了？

宝宝捂着肚子蹲在地上，一副很难受的样子。妈妈又惊又心疼，连忙追问："怎么啦，宝贝？"脑海里一连串的问号在翻滚：吃错东西啦？肚子里长虫了？还是……

专家有话说！

腹痛就是我们常说的肚子痛。凡在腹部胃脘以下，脐的两旁及耻骨联合以上部位发生疼痛者，均属腹痛的范围。可能引起腹痛的疾病有虫积、肠套叠、肠胃痉挛和阑尾炎等。

中医认为腹痛的证型原因主要有4种：感受寒邪型、乳食积滞型、脏腑虚冷型和气滞血瘀型。感受邪寒型是家长对宝宝的护理不当，使宝宝肚脐受风、冷、寒气侵袭或因宝宝食用生冷食物，导致脾胃阳气受损引起的；乳食积滞型是由于宝宝乳食不节或饱食强食，使脾胃受损、运化失常而引起的；脏腑虚冷型是由于宝宝身体素虚，先天脾常不足，脏腑虚冷而引起的；气滞血瘀型是由于宝宝腹部络脉受损，或久病入络，瘀阻脉道，使腹部气机不得宣通，气血运行受阻而引发的。

爸爸妈妈巧应对！

宝宝喊肚子痛的时候，许多妈妈的第一反应都是给宝宝揉肚子。殊不知，这样的方法是不可取的。因为腹痛的原因有很多，如果是由肠胃痉挛、阑尾炎或肠套叠而引起的腹痛，随意揉动反而会加重病情。

一旦发现宝宝有腹痛的迹象，父母应首先给宝宝做详细检查。检查后如果依然判断不明，应先带宝宝去医院，排除严重疾病的可能之后，方可用按摩疗法配合治疗。对于年龄较大的宝宝，父母要学会识别宝宝腹痛的轻重程度。如果宝宝腹痛得厉害，并伴有面色苍白、出冷汗、不吃、不想玩、精神萎靡，或者还伴随发热、呕吐、便血等情况，要立即去医院就诊，以确保宝宝的安全。

如果医生诊断出宝宝是由于肠胃痉挛、阑尾炎或肠套叠而引起的腹痛，就不适合用按摩治疗。

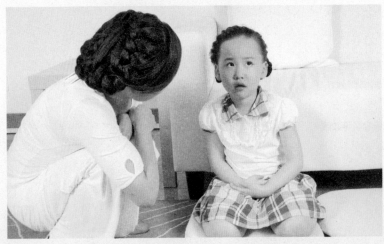

**宝宝肚子不舒服，
妈妈要细心地询问原因。**

▶ 腹痛的基础按摩疗法

对于排除了严重疾病引发的腹痛，可以采用以下的按摩手法来给宝宝进行治疗。

第一步 补脾经

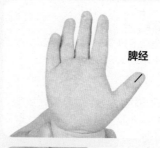

脾经

找对位置

拇指末节螺纹面。

操作方法

旋推或将宝宝拇指略弯曲，循拇指桡侧面由指尖推向指根。推200次。

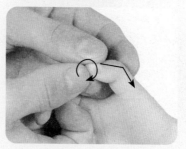

按摩要领

用力宜柔和均匀，推动时要有节律。频率为每分钟80~250次。此处一定要注意推动的方向，方向错了疗效就不一样了。

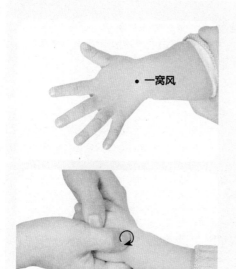

• 一窝风

第二步 揉一窝风穴

找对位置

位于手腕背侧，腕横纹中央凹陷处。

操作方法

用拇指指腹在宝宝的一窝风穴上按顺时针方向揉，称揉一窝风。揉100次。

按摩要领

用力应轻柔均匀，手指不要离开接触的皮肤。频率每分钟为80~250次。

第三步 推三关

找对位置

位于前臂桡侧（拇指侧），从腕横纹处的阳池至肘横纹处的曲池成一条直线。

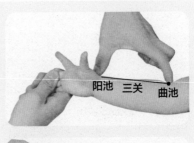

阳池　三关　曲池

操作方法

用拇指指侧或食指、中指二指指腹自腕推向肘，称推三关。推100次。

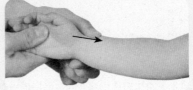

按摩要领

用力宜柔和均匀，推动时要有节律。频率为每分钟80~200次。此处注意推的方向是从腕到肘，千万不要反方向操作哦！

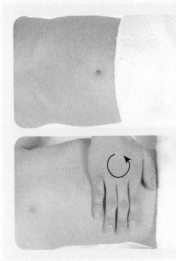

第四步 摩腹

找对位置

腹部中间，肚脐周围。

操作方法

用手掌或食指、中指、无名指3指并拢，按在腹部轻轻地摩动。逆时针方向摩5分钟。

按摩要领

用力要轻柔适当，速度宜均匀协调，频率为每分钟120~180次。指摩可稍轻快，掌摩可稍重缓。注意必须要逆时针方向摩动！

第五步 拿肚角

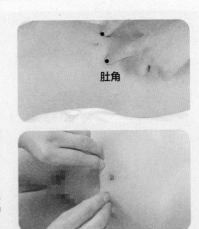

肚角

找对位置

肚脐向下2寸，再旁开2寸处，左右各有一穴。

操作方法

用拇指指腹与食指、中指二指指腹，或用拇指指腹与其余四指指腹相对用力提拿起肚角处的皮肤，称拿肚角。拿5次。

按摩要领

操作时，拇指和其他手指用力应协调一致，动作要轻巧灵活、缓和连续、由轻渐重，忌突然用力。频率为每分钟20~30次。

第六步 揉天枢穴

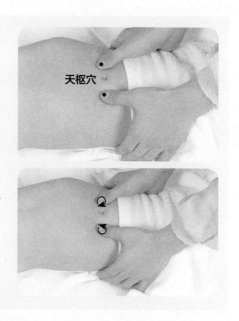

天枢穴

找对位置

在腹部，肚脐旁开2寸处，左右各有一穴。

操作方法

用拇指或食指分别点按在两侧的天枢穴，轻轻地按顺时针或逆时针方向揉动。揉200次。

按摩要领

用力应柔和深透，手指不要离开接触的皮肤，力度以能带动腹部皮下组织为宜。频率为每分钟80~250次。

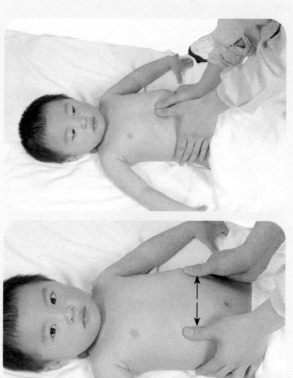

第七步 分腹阴阳

找对位置

腹阴阳指的就是上腹部。

操作方法

双手拇指或大鱼际沿肋弓下缘向两旁分推，称分腹阴阳。推100次。

按摩要领

用力宜柔和均匀，推动时要有节律。频率为每分钟80~150次。

▷随症加减：腹痛兼食欲不佳

对于腹痛的同时还有食欲不佳症状的宝宝，应在基础的按摩疗法上增加推四横纹100次。

推四横纹

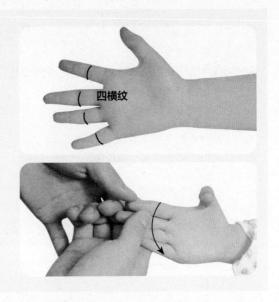

四横纹

找对位置

位于掌面食指、中指、无名指、小指的近心端指间关节横纹处。

操作方法

宝宝四指并拢，施术者用拇指指腹从食指横纹处推向小指横纹处，称推四横纹。推100次。

按摩要领

用力宜柔和均匀，推动时要有一定的节律。频率为每分钟80~150次。

▷随症加减：腹痛兼大便干燥

如果宝宝腹痛的同时，还伴有大便干燥，那么应在基础按摩疗法上增加清大肠经200次。

清大肠经

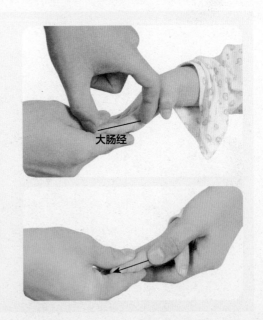

大肠经

找对位置

食指桡侧（近拇指一侧）缘，自指尖至虎口（食指与拇指在手掌部衔接处）成一条直线。

操作方法

施术者用拇指侧面或指腹在宝宝食指侧面从虎口往指尖方向推，称清大肠经。推200次。

按摩要领

用力宜柔和均匀，推动时要有节律。频率为每分钟120~250次。一定要注意推动的方向，方向错了效果就不一样了。

▶ 随症加减：腹痛兼呕吐

若宝宝腹痛的同时有呕吐的症状，应在基础的按摩疗法上增加横纹推向板门200次。

横纹推向板门

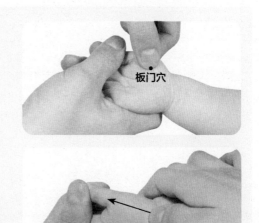

板门穴

找对位置
板门位于手掌大鱼际平面。

操作方法
施术者用拇指侧面或指腹自腕横纹推向拇指指根，称横纹推向板门。推200次。

按摩要领
用力宜柔和均匀，推动时要有节律。频率为每分钟100次。此处一定要注意推动的方向，不可弄错哦！

生活调理

　　宝宝腹痛，除了按摩疗法可以帮上大忙之外，足浴及热敷也是非常好的疗法。足浴疗法的操作如下：先让宝宝喝一杯热水，然后用盆子装一些热水，把宝宝的脚放在热水中浸泡。热敷疗法即用热水袋或热毛巾敷在宝宝的腹部上，敷时最好将热水袋包上毛巾，以免烫着宝宝。这两种方法对缓解腹腔内炎症引起的疼痛或痉挛性疼痛都有良好的疗效，对腹部胀气也有良效。此外，在日常的生活方面要注意以下事项：

❶ 饮食宜清淡、易消化 / 宝宝患病期间，要给宝宝吃清淡、富于营养且容易消化的食物。

❷ 密切观察宝宝病情 / 密切观察宝宝的各种表现，了解各种腹痛的症状特点，以防误诊对宝宝造成伤害。

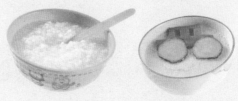

腹胀的按摩疗法
驱走宝宝肚里的胀气

宝宝怎么了?

　　宝宝不想吃东西了,还常常嗳气,甚至恶心呕吐。妈妈摸了摸宝宝的肚子,发现宝宝的肚子鼓鼓的,比平时要大,里面似乎充着气。妈妈就纳闷了:宝宝的肚子到底怎么啦?

专家有话说!

　　宝宝如果出现上述的状况,很可能是腹胀。腹胀是指胃脘及胃脘以下的整个腹部胀满的一种症状。宝宝腹胀以胃肠胀气为主,常见症状为腹部胀满、胀大、叩击如鼓,伴有食欲不振、食少饱闷、嗳臭泛酸和恶心呕吐等。

　　中医认为,宝宝腹胀是由于食积、痰阻或脾虚引起的。现代医学认为,腹胀分为功能性腹胀及病理性腹胀。功能性腹胀大多是由饮食不当引起,比如吃了容易引起胀气的食物、吃得过饱等。如果宝宝饮食和大便没有明显变化、没有呕吐的现象、肚子摸起来软软的、活动力良好、排气正常、体重正常增加,就属于功能性腹胀,只要调节一下饮食,再配合按摩疗法就会痊愈。病理性腹胀是由于患了其他疾病,如呼吸道感染、肠炎或便秘,导致胃肠蠕动功能变差,进而产生胀气。如果是上述疾病引起的腹胀,应该针对原发病进行治疗,只要治好了原发病,腹胀自然就会好了。

爸爸妈妈巧应对!

　　宝宝得了胀气,家长们无须太担心。正如上文所说,功能性腹胀不需要特殊治疗,只要注意一下饮食,给宝宝做做按摩,就可以手到病除。如果宝宝是因为呼吸道感染、肠炎或便秘等疾病引起的胀气,就要到医院去诊断治疗了。

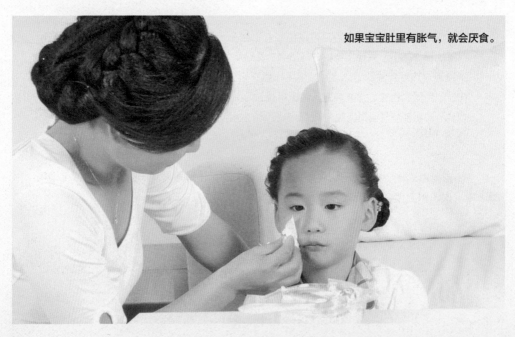

如果宝宝肚里有胀气,就会厌食。

▶ 腹胀的基础按摩疗法

中医认为，宝宝腹胀多由于食积、痰阻或脾虚引起，并按照三种病因将腹胀分为三种类型。宝宝腹胀了，只要观察宝宝的症状，针对不同的类型采用相应的按摩方法，腹胀就会消失的。以下是适用于宝宝腹胀的基础按摩疗法。

第一步 运内八卦

找对位置

在手掌面，以掌心为圆心，从圆心到中指指根横线的2/3长度为半径所做的圆。

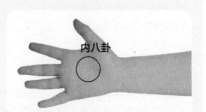

操作方法

用拇指或食指、中指二指指腹在内八卦处做顺时针的旋转摩擦或掐运，称运内八卦或运八卦。运100次。

按摩要领

施术者的指腹要紧贴实施部位，宜轻不宜重，宜缓不宜急，用指腹在体表旋转摩擦，不要带动皮下组织。频率为每分钟80~160次。

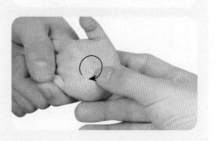

第二步 推板门穴

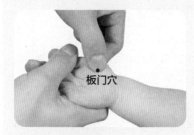

找对位置

手掌面，大鱼际平面。

操作方法

用拇指指腹在宝宝的手掌大鱼际平面上旋转推动，称为推板门。推200次。

按摩要领

推动时，拇指指腹要贴紧大鱼际部位，推动频率一般为每分钟100次左右。

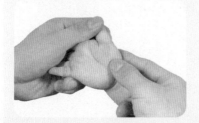

第三步 摩中脘穴

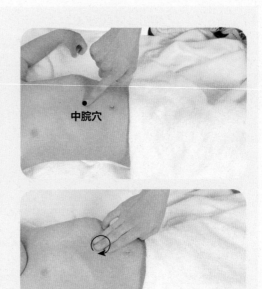

中脘穴

找对位置

在腹部，肚脐向上4寸处，胸骨体下缘到肚脐连线的中点。

操作方法

用除拇指外的四指指腹或掌心在宝宝的中脘穴上按顺时针或逆时针方向旋转摩揉，称为摩中脘。摩5分钟。

按摩要领

摩法操作时，掌心或指腹着力部分要随腕关节的运动而旋转，动作要协调，做到"皮动肉不动"。实施摩法频率以每分钟120次为宜。

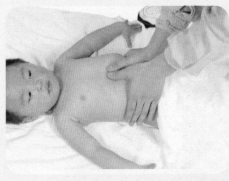

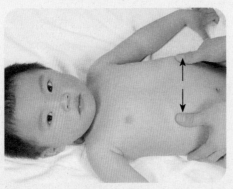

第四步 分腹阴阳

找对位置

腹阴阳就是上腹部。

操作方法

双手拇指或大鱼际沿肋弓下缘向两旁分推，称分腹阴阳。推50次。

按摩要领

用力宜柔和均匀，推动时要有节律。频率为每分钟80~150次。

第五步 按揉天枢穴

找对位置

在腹部，肚脐旁开2寸处，左右各有一穴。

操作方法

先用拇指或食指指尖在宝宝的天枢穴上用力按压，然后用拇指或食指指腹在穴位上按顺时针或逆时针方向旋转揉动。如此交替按揉1分钟。

按摩要领

按法操作时，要逐渐用力，不要突然或过大用力；揉法操作时，用力应轻柔而连绵，手指不要离开接触的皮肤。频率为每分钟80~250次。

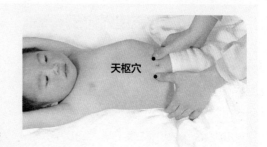

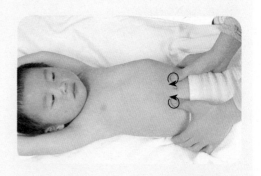

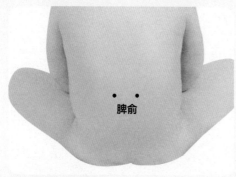

第六步 按揉脾俞穴

找对位置

第十一胸椎与第十二胸椎棘突之间，旁开1.5寸处，左右各有一穴。

操作方法

先用拇指、中指或食指指尖分别点按在两侧的脾俞穴，然后手指轻轻地按顺时针或逆时针方向旋转揉动。交替按揉1分钟。

按摩要领

按法操作时，要逐渐用力，不要突然或过于用力；揉法操作时，用力应轻柔而连绵，手指不要离开接触的皮肤。频率为每分钟80~250次。

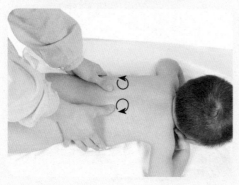

第七步 按揉足三里穴

找对位置

膝关节外侧凹陷下3寸，胫骨旁开1寸处。

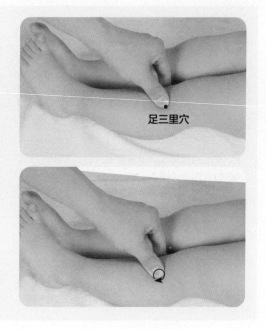

足三里穴

操作方法

先用拇指指尖或指腹在足三里穴上用力往下按压，然后用拇指指腹在足三里穴上按顺时针方向按揉。如此交替按揉1分钟。

按摩要领

按法操作时，应该逐渐用力，不要突然或过于用力；揉法操作时，用力应轻柔而均匀，手指不要离开接触的皮肤。频率为每分钟80~250次。

▷ 随症加减：食积型腹胀

食积型腹胀的症状表现为：脘腹胀满、嗳臭泛酸，或恶心呕吐、大便不通、腹痛拒按。按摩治疗时，要在基础的按摩疗法上增加以下手法。

第一步 揉板门穴

找对位置

手掌面，大鱼际平面。

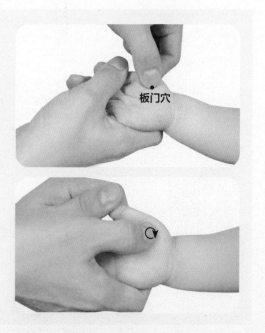

板门穴

操作方法

用拇指揉板门穴，顺时针或逆时针方向都可以。揉50次。

按摩要领

用力应轻柔而均匀，手指不要离开接触的皮肤。频率为每分钟80~250次。

第二步 清大肠经

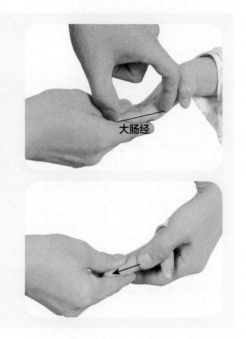

大肠经

找对位置

食指桡侧（近拇指一侧）缘，自指尖至虎口（食指与拇指在手掌部衔接处）成一条直线。

操作方法

施术者用拇指侧面或指腹在宝宝食指侧面从指根向指尖方向推，称清大肠经。推200次。

按摩要领

用力宜柔和均匀，推动时要有节律。频率为每分钟80~250次。此处一定要注意推动的方向，方向错了效果就不一样了。

▶ 随症加减：痰阻型腹胀

痰阻型腹胀表现为：满闷不舒、倦怠乏力，或咳嗽吐痰、痰黏不爽。按摩治疗时，要在基础按摩疗法上增加以下手法。

第一步 退六腑

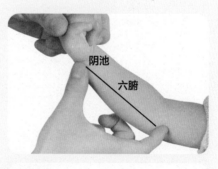

阴池

六腑

找对位置

在前臂尺侧（小指侧），自肘关节至腕横纹阴池成一条直线。

操作方法

用拇指腹或食、中指指腹自肘向腕做直线推动，称退六腑，又称推六腑。推200次。

按摩要领

用力宜柔和均匀，推动时要有节律。频率为每分钟80~250次。方向是从肘到腕，不可反方向操作！

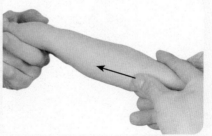

第二步 按揉丰隆穴

找对位置

外踝尖上8寸，胫骨前缘外侧1.5寸处，胫、腓骨之间。

操作方法

用拇指或中指指腹在丰隆穴上用按法按压，继而用拇指指腹在此穴上按顺时针或逆时针方向旋转揉动。如此交替按揉50次。

按摩要领

按法操作时，要逐渐用力，不宜突然或过于用力；揉法操作时，用力应轻柔而均匀，手指不要离开接触的皮肤。频率为每分钟150~200次。

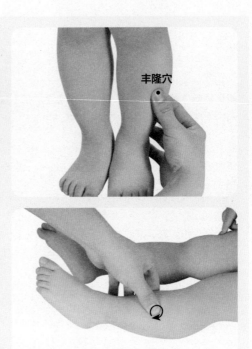

第三步 按揉脾俞穴

找对位置

第十一胸椎棘突下，旁开1.5寸处，左右各有一穴。

操作方法

先用拇指、中指或食指指腹分别点按两侧的脾俞穴，然后手指轻轻地按顺时针或逆时针方向旋转揉动。如此交替按揉1分钟。

按摩要领

按法操作时，要逐渐用力，不要突然或过于用力；揉法操作时，用力应轻柔而连绵，手指不要离开接触的皮肤。频率为每分钟80~250次。

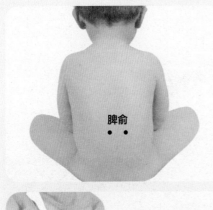

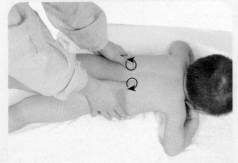

▶ 随症加减：脾虚型腹胀

宝宝有腹部胀满、不喜饮食、喜温喜按、气短乏力、大便溏薄、四肢欠温等症状时，可能属于脾虚型腹胀。按摩治疗时在基础的按摩疗法上增加以下手法。

第一步 补脾经

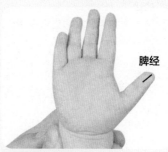

脾经

找对位置

拇指末节螺纹面。

操作方法

旋推或将宝宝拇指略弯曲，循拇指桡侧面由指尖推向指根。推300次。

按摩要领

用力宜柔和均匀，推动时要有节律。频率为每分钟80~250次。要注意推动的方向，不可反方向操作！

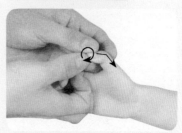

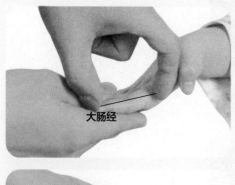

大肠经

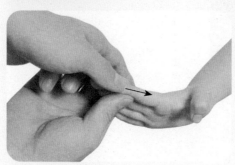

第二步 补大肠经

找对位置

食指桡侧（近拇指一侧）缘，自指尖至虎口（食指与拇指在手掌部衔接处）成一条直线。

操作方法

施术者用拇指侧面或指腹从宝宝的食指尖直推向指根。推100次。

按摩要领

用力宜柔和均匀，推动时要有节律。频率为每分钟80~250次。此处一定要注意推动的方向，方向错了治疗效果就不一样了。

第三步 揉板门穴

找对位置

手掌面，大鱼际平面。

操作方法

用拇指按揉板门穴，顺时针或逆时针方向都可以。按揉50次。

按摩要领

用力应轻柔而均匀，手指不要离开接触的皮肤。频率为每分钟80~250次。

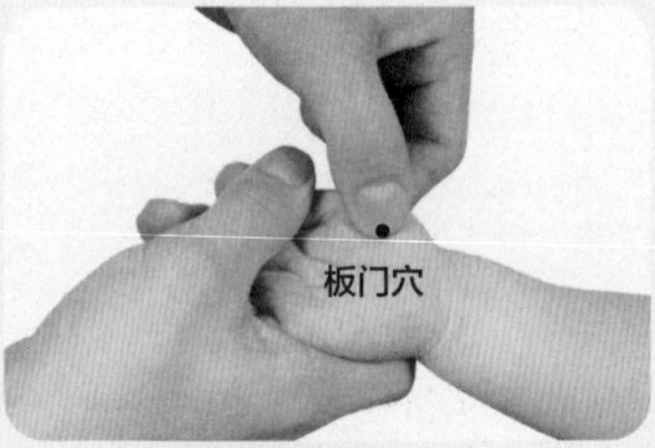

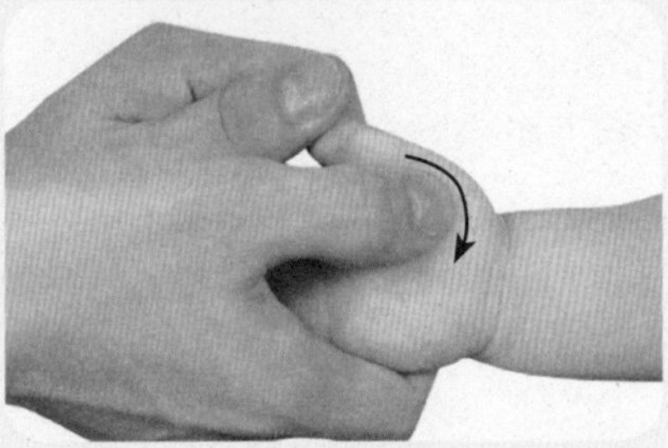

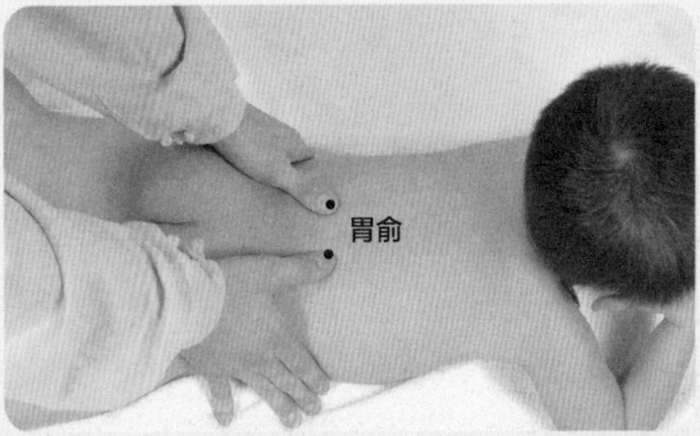

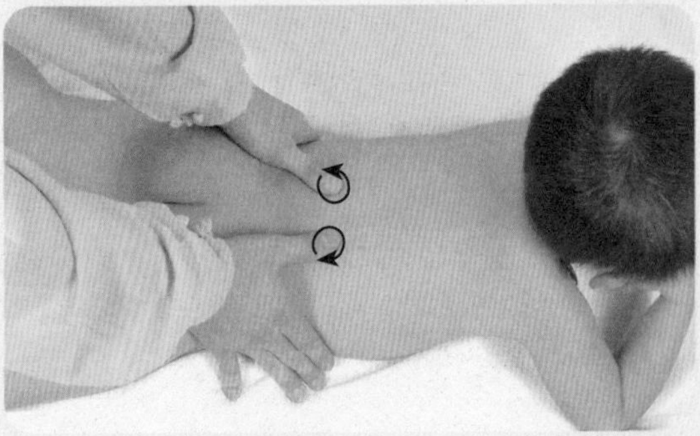

第四步 按揉胃俞穴

找对位置

第十二胸椎棘突下，旁开1.5寸处，左右各有一穴。

操作方法

先用双手拇指指尖在宝宝的胃俞穴上按压，并用拇指指腹在此穴上做顺时针或逆时针方向的旋转揉动，称按揉胃俞。按揉1分钟。

按摩要领

按法操作时，拇指要伸直，按压时应垂直用力，先用缓力按之，渐由轻而重，频起频按，不离其位；揉法操作时，用力应轻柔而均匀，手指不要离开接触的皮肤。频率为每分钟80~250次。

第五步 捏脊

找对位置

颈部大椎穴至尾骨端成一条直线，大椎穴在低头时颈部突出最高处（第七颈椎棘突）下的凹陷处。

操作方法

在捏脊前，先在背部轻轻按摩几遍，使肌肉放松，消除宝宝的紧张情绪。使用捏法从尾骨端一直捏到颈部大椎穴，捏5~10遍，捏最后一遍时，每捏3下，要轻轻用力上提1次。至皮肤红润微充血而止。

按摩要领

操作时，捏起皮肤的多少及力度大小要适当，不可太用力，否则宝宝会反抗。捻动向前时，须直线前进，不可偏斜。另外，不可拧转皮肤，也不可捏太紧、太少，捏太紧不容易向前捻动推进，捏太少则不易捏起皮肤。

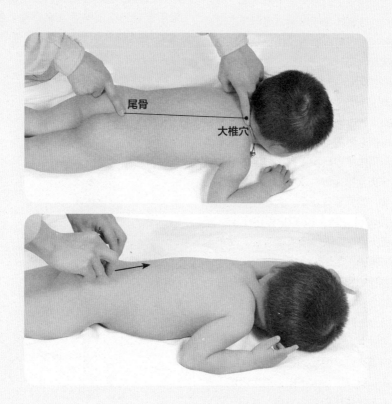

便秘的按摩疗法
疏通宝宝排便通道

宝宝怎么了?

宝宝吵着要便便,妈妈只好抱着他对着马桶排便,可是宝宝使劲了很久,还是拉不出来,哇哇大哭。宝宝拉不出大便怎么办?家里人个个急得团团转,往宝宝屁眼里抹肥皂还是用开塞露?可医生说最好不要轻易使用这些办法。可是一直拉不出来怎么办?这么小的孩子,怎么会拉不出便便呢?

专家有话说!

如果宝宝排便的时候大便干燥不通,或排便间隔过长,或者吵着要排便,最后却不见有便便,那么宝宝很可能是得了便秘。便秘是宝宝常见的症状,有时单独出现,有时作为其他疾病的一种症状出现。

一般情况下,宝宝通常在出生后24小时内排胎便,如果超过36小时还未排出胎便就是便秘。宝宝排便习惯的个体差异较大,正常者粪便柔软成形且排便通畅,没有不舒服的感觉。有些宝宝一天会排便好几次,有些宝宝则2~3天才排一次,但只要有规律,大便性状正常,宝宝生长发育也正常,就不能算是便秘。相反,如果每天排便一次,但大便干硬、排便困难,也属于便秘。

引起便秘的原因很多,如饮食不节和缺乏按时排便的习惯,或摄入粗纤维食物量不足、不良饮食习惯(如过少食用蔬菜)等都会导致宝宝便秘的发生。

对于宝宝来说,便秘的危害可大了。便秘会导致腹胀、腹痛、食欲不振、毒素吸收,从而影响到宝宝的体格和智力发育。如果长期食欲不振,会使体重增加缓慢。排便时,坚硬的大便可损伤肛门周围组织,引起出血、疼痛,从而导致宝宝害怕排便、不敢排便。长期便秘还会使直肠内滞留大量粪便,对膀胱形成压力,使宝宝容易患遗尿症或尿道感染。

爸爸妈妈巧应对!

宝宝便秘了,吃泻药?这绝对不可取!对0~5岁的宝宝来说,最好不要用泻药,因为宝宝的脏腑娇嫩,肝肾功能还不完善,泻药会导致宝宝肠道功能紊乱,很可能会引发其他疾病。如果宝宝一时很痛苦,必要的时候可临时用油栓或开塞露,但这类的药物建议少用,否则容易形成依赖。宝宝便秘,最好是采用宝宝经络按摩手法来调理。但如果是因为消化道畸形引起便秘,就需要到医院检查,采用手术治疗。

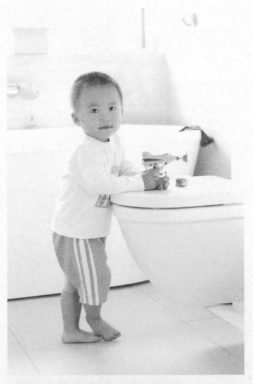

如果饮食及排便不规律,宝宝也会便秘。

▷ 便秘的基础按摩疗法

以下是适用于便秘的基础经络按摩疗法。

第一步 补脾经或清脾经

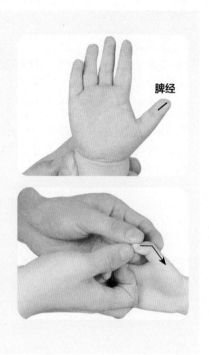

脾经

找对位置

拇指末节螺纹面。

操作方法

宝宝的拇指略弯曲，用拇指在宝宝的拇指桡侧面由指尖推向指根，称为补脾经；由指根推向指尖称为清脾经。如果大便干硬、口气较重、舌苔很厚，此处就清脾经；如果大便不干硬、排便的时候用力难出、舌苔不厚，此处就补脾经。清或补200次。

按摩要领

用力宜柔和均匀，推动时要有节律。频率为每分钟80~250次。此处一定要根据便秘的情况选择不同的操作手法，注意推动的方向，方向错了疗效就不一样了！

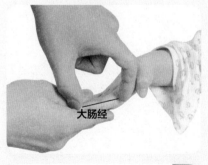

大肠经

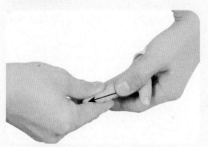

第二步 清大肠经

找对位置

食指桡侧（近拇指一侧）缘，自指尖至虎口（食指与拇指在手掌部衔接处）成一条直线。

操作方法

施术者用拇指侧面或指腹在宝宝食指桡侧面从指根往指尖方向推，称清大肠经。推200次。

按摩要领

用力宜柔和均匀，推动时要有节律。频率为每分钟120~250次。此处一定要注意推动的方向，方向错了效果就不一样了！

第三步 摩腹

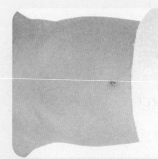

找对位置
腹部中间,肚脐周围。

操作方法
用手掌或食指、中指、无名指3指并拢,按在腹部轻轻地摩动。顺时针方向摩5分钟。

按摩要领
用力要轻柔适当,速度宜均匀协调,指摩可稍轻快,掌摩可稍重缓。频率为每分钟120~180次。注意必须顺时针方向摩动。

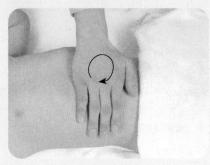

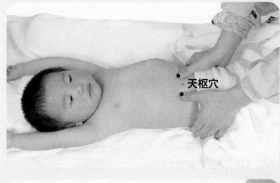

天枢穴

第四步 揉天枢穴

找对位置
在腹部,肚脐旁开外2寸处,左右各有一穴。

操作方法
用拇指或食指分别点按在两侧的天枢穴,轻轻地按顺时针或逆时针方向揉动。揉200次。

按摩要领
用力应轻柔而深透,手指不要离开接触的皮肤。频率为每分钟80~250次。

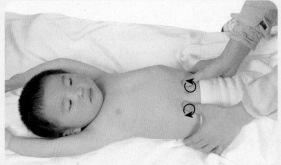

第五步 推下七节骨

找对位置

第四腰椎，找到宝宝的髋骨，也就是叉腰摸到的骨头，髋骨高点连线与脊柱相交的地方是第四腰椎，至尾椎骨处的长强穴成一条直线。

操作方法

用拇指桡侧面或指腹自上向下直推，称为推下七节骨。反之，自下向上推，称为推上七节骨。推300次。

按摩要领

用力宜柔和均匀，推动时要有节律。频率为每分钟100~200次。此处一定要注意推动的方向是自上而下，方向错了治疗效果就不一样了！

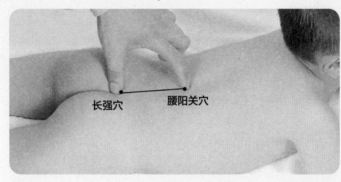

长强穴　　腰阳关穴

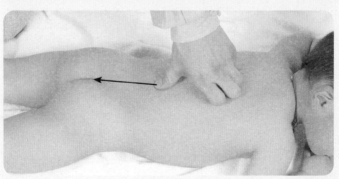

第六步 揉龟尾穴

找对位置

位于尾骨端。

操作方法

用拇指指腹或中指指腹在宝宝的龟尾穴按顺时针方向揉，称揉龟尾。揉100次。

按摩要领

用力应轻柔而均匀，手指不要离开接触的皮肤。频率为每分钟120~250次。

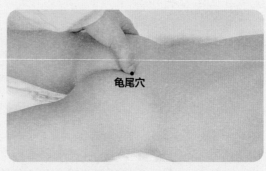

龟尾穴

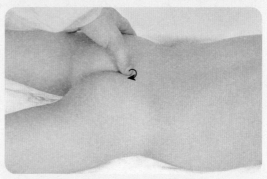

第七步 揉足三里穴

找对位置

膝关节外侧凹陷下3寸，胫骨旁开1寸处。

操作方法

用拇指指端或指腹在足三里穴上用力往下按压，称按足三里；用拇指指腹在足三里穴上按顺时针方向揉，称揉足三里。如此交替按揉1分钟。

按摩要领

用力应轻柔而均匀，手指不要离开接触的皮肤。频率为每分钟120~250次。

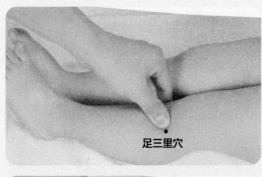

足三里穴

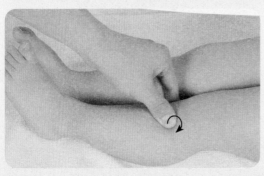

生活调理

便秘了，宝宝会感觉很难受，如果长期便秘，会影响宝宝的身体发育。所以，家长在平常的护理中就要注意观察宝宝的排便状况。如果发现宝宝便秘了就应当及时治疗。除此之外，更重要的是要注意对宝宝的生活护理，引导其养成健康的生活和饮食习惯。具体来说，家长应当注意以下事项：

❶ **注意宝宝的口腔卫生**／如果牙齿不好，宝宝就会变得挑食、食欲不振，这也会影响排便的能力。所以，平时除了教育宝宝注意餐后正确刷牙外，也应定期（每3个月）带他到口腔科做检查。

❷ **让宝宝养成良好的排便习惯**／由于宝宝身体发育不完全，排便反射机能还不成熟，不知道有便意就应该去洗手间，或常常因为玩耍而忽略了排便，所以，家长们要经常提醒宝宝，帮助他养成每天排便的好习惯。

❸ **保证宝宝每天的活动量**／运动量不足也是导致宝宝便秘的原因之一。现在的宝宝，尤其是城市里的宝宝，运动量普遍少。对于年龄小的宝宝来说，要保证每日有一定的活动量，不要整天抱着或总让他坐在宝宝车里，多让宝宝活动。年龄较大的宝宝要积极参加诸如跑、跳、骑小车和踢球等户外活动，以增强腹肌的力量，促进肠道蠕动。

❹ **保证宝宝的饮食均衡**／对于宝宝来说，最好是母乳喂养，人工喂养的话，宜选用健康、安全且能保证营养的奶粉。添加辅食的宝宝饮食一定要均衡、多样化，不能偏食，少吃生冷食物，食物应富含纤维素，并均衡摄入五谷杂粮（1岁以内慎吃粗粮）以及各种水果蔬菜。这样可以刺激肠蠕动，促使大便排出。

❺ **让宝宝少量多餐**／由于宝宝的胃容量比较小，吃粗糙或过量的食物，很容易阻塞肠胃，出现便秘症状。所以，宝宝吃饭应该采取少量多餐的原则，可以给他准备儿童饭碗，每次盛饭的量为大人的1/3或1/4就好，这样宝宝就不会有永远吃不完的感觉，也比较有成就感。

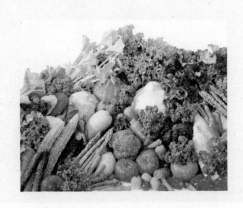

夜啼的按摩疗法
让夜间清静安宁

宝宝怎么了?

宝宝最近特别奇怪,白天的时候生龙活虎,总是贪玩,一到晚上该睡觉的时候就哭闹,弄得一家人都疲惫不堪,宝宝这是怎么了?难道生物钟出现问题了?

专家有话说!

宝宝如果白天如常,入夜却啼哭不安,甚至通宵达旦,是典型的夜啼症状。

在治疗前,应该将夜啼与其他疾病引起的夜间啼哭相鉴别。因护理不当而引起的夜间啼哭,例如过冷、过热、尿布潮湿或者饥饿等引起的啼哭不属于宝宝夜啼的范畴,合理的喂养和护理就可以使宝宝安静入睡,不需要特别治疗。其他疾病引起的夜间啼哭,如各种皮肤病、佝偻病、疝气、蛲虫病、发热、肠套叠、腹泻等,这类疾病引起的夜啼需要针对原发疾病进行治疗,原发病治愈了,宝宝睡安稳了就不会啼哭了。通常我们所说的夜啼是指宝宝白天的时候很正常,一到夜间就啼哭,或间歇发作,或持续不已,甚至通宵达旦。中医认为这类夜啼发生与心脾有关,多是因为脾寒、心热、受惊或乳食积滞而引发的。

爸爸妈妈巧应对!

爸爸妈妈最怕宝宝入夜啼哭了,因为通常宝宝一哭,他们就别想睡好觉了。其实对于一般的宝宝夜啼,爸爸妈妈只要注意照料宝宝的方式即可,如对于1岁以上的宝宝白天的时候让其尽情地活动,不要睡太多觉,养成良好的休息习惯,宝宝就不会在夜里啼哭了。

给宝宝施行按摩,可以补脾养胃、定神宁息,让其安心地入睡。

另外,如果经过各种护理,宝宝的夜啼状况还是得不到改善,就应该考虑宝宝是不是因其他疾病引发的,这时应该向医生求助。

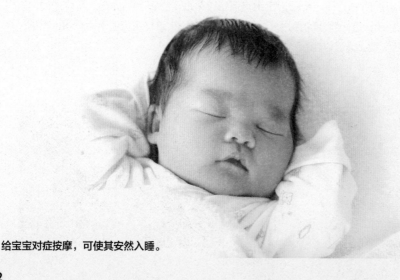

给宝宝对症按摩,可使其安然入睡。

▶ 夜啼的基础按摩疗法

中医将夜啼分为脾寒型、心热受惊型、乳食积滞型及惊骇恐惧型这四种，以下的基础按摩疗法均适用于以上四种类型。

第一步 清心经

找对位置

中指末节螺纹面。

操作方法

用拇指指腹或侧面从宝宝的中指末节螺纹面向指根方向做直线推动，称为清心经。推100次。

按摩要领

用力宜柔和均匀，推动时要有节律。频率为每分钟120~250次。此处要注意推动的方向，方向错了治疗效果就不一样了。

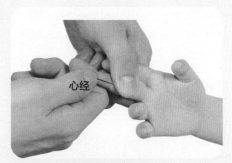

心经

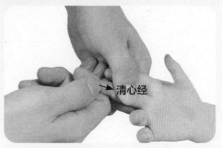

清心经

第二步 清肝经

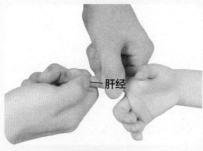

肝经

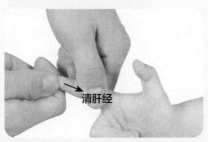

清肝经

找对位置

食指末节螺纹面。

操作方法

用拇指指腹或侧面从宝宝的食指末节螺纹面向指根方向直推，称清肝经。推100次。

按摩要领

用力宜柔和均匀，推动时要有节律。频率为每分钟120~250次。肝经一般宜清不宜补，若要补可用补肾经来进行滋水涵木。因此，此处一定要注意推动的方向，方向错了治疗效果就不一样了。

第三步 补脾经

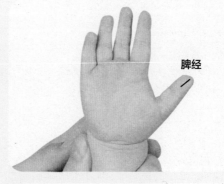

脾经

找对位置

拇指末节螺纹面。

操作方法

用拇指旋推，或让宝宝拇指略弯曲，用拇指在宝宝拇指桡侧面由指尖推向指根。推100次。

按摩要领

用力宜柔和均匀，推动时要有节律。频率为每分钟150~200次。此处一定要注意推动的方向，不可以弄反。

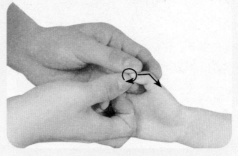

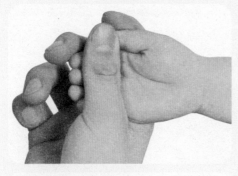

第四步 分推手阴阳

找对位置

掌侧腕横纹，又称大横纹。桡侧（拇指侧）为阳池，尺侧（小指侧）为阴池。

操作方法

施术者用两拇指自宝宝掌侧腕横纹中央（总筋穴）向两旁作直线推动或八字推动，称分推大横纹，又称分手阴阳、分阴阳。分推50次。

按摩要领

用力宜柔和均匀，推动时要有节律。频率为每分钟80~250次。

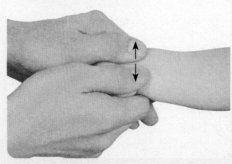

第五步 掐揉小天心穴

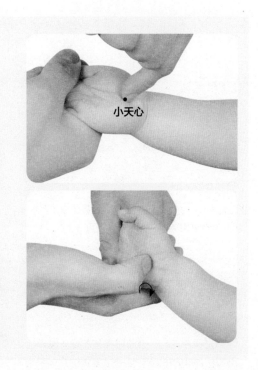

小天心

找对位置

位于掌根大、小鱼际交接处凹陷中，又叫鱼际交。

操作方法

先用拇指指腹掐小天心，掐5~20次，再用中指在宝宝的小天心顺时针或逆时针旋转揉动，揉100~300次。先掐后揉。

按摩要领

揉法操作时，用力应轻柔而均匀，手指不要离开接触的皮肤。掐法操作时，拇指指腹垂直用力按压，重刺穴位。掐时深浅要适宜，逐渐用力，以不刺破皮肤为宜。频率为每分钟120~250次。

五指节

第六步 掐揉五指节

找对位置

位于手背，五指第一指间关节处。

操作方法

先用拇指指腹掐宝宝的五指节，掐5~20次，再用拇、食指在宝宝的五指节上按顺时针或逆时针方向旋转揉搓120~200次。

按摩要领

揉法操作时，用力应轻柔而均匀，手指不要离开接触的皮肤。掐法操作时，将拇指伸直，拇指指腹垂直用力按压重刺穴位。掐时深浅适宜，逐渐用力，以不刺破皮肤为宜。频率为每分钟120~250次。

▶随症加减：脾寒引起的夜啼

由脾寒引起夜啼的宝宝通常在下半夜哭得非常厉害，面色发青发白，手脚较凉，喜欢伏卧，腹部发凉，弯腰蜷腿哭闹，也不吮乳，大便常常稀软不成形。这种类型的夜啼在基础的按摩疗法上增加以下手法。

第一步 推三关

找对位置

位于前臂桡侧（拇指侧），自腕横纹处的阳池至肘横纹处的曲池成一条直线。

操作方法

用拇指指腹或食、中指指腹自腕推向肘，称推三关。推100次。

按摩要领

用力宜柔和均匀，推动时要有节律。频率为每分钟80~200次。此处注意推的方向是从腕到肘，千万不要反方向操作哦！

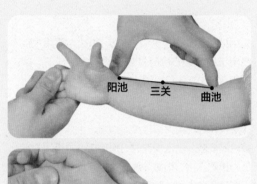

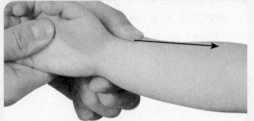

第二步 揉一窝风穴

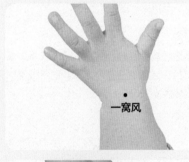

找对位置

位于手腕背侧，腕横纹中央凹陷处。

操作方法

用拇指指腹在宝宝的一窝风穴上按顺时针方向揉，称揉一窝风。揉100次。

按摩要领

用力应轻柔均匀，手指不要离开接触的皮肤。频率为每分钟120~250次。

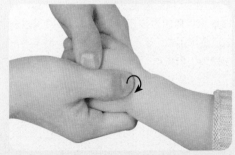

▶ 随症加减：心热受惊引起的夜啼

因心热受惊而引起的夜啼，其主要症状表现为：宝宝在上半夜哭得厉害，面唇发红，烦躁不安，一惊一乍，口鼻出气热，喜欢仰卧，大便干结和小便颜色深。这种类型的夜啼要在基础按摩疗法上增加以下手法。

第一步　揉内劳宫穴

找对位置

位于掌心中央，握拳屈指时无名指指尖所指处的中间，第四和第五掌骨之间，即内劳宫穴。

操作方法

用拇指在宝宝的内劳宫穴处按顺时针方向旋转按揉，称揉内劳宫。揉100次。

按摩要领

用力应轻柔而均匀，手指不要离开接触的皮肤。频率为每分钟120~250次。

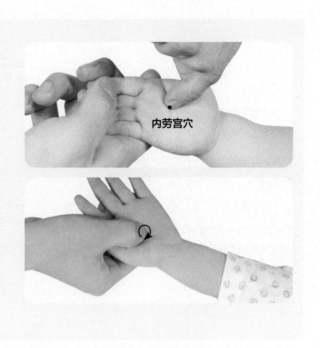

内劳宫穴

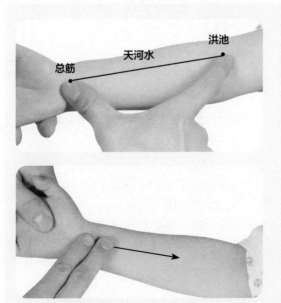

天河水　洪池
总筋

第二步　清天河水

找对位置

前臂内侧正中，自腕横纹中央的总筋穴至肘横纹中央的洪池穴成一条直线。

操作方法

用食、中二指指腹自腕推向肘部，称推天河水或清天河水。推100~300次。

按摩要领

用力宜柔和均匀，推动时要有节律。频率为每分钟100~150次。推的方向一定是从腕到肘，不可反方向操作哦！

▶随症加减：惊骇恐惧引起的夜啼

宝宝受到惊吓恐惧会神志不安，容易在睡梦中惊醒而啼哭。这一类原因造成的夜啼主要表现为：宝宝哭时面色发白或泛青，心神不宁，惊恐不安，睡中易醒，梦中啼哭，呈恐惧状，紧紧地依偎在母亲怀里才能安静。这种类型夜啼要在基础的按摩疗法上增加以下手法。

第一步 掐老龙穴

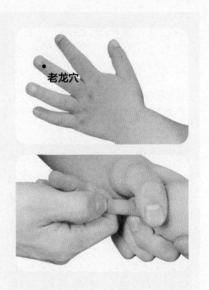

老龙穴

找对位置

位于中指指甲根后一分处。

操作方法

用拇指指腹掐宝宝的老龙穴，称掐老龙。掐5次，或醒后即止。

按摩要领

掐法操作时，拇指指腹垂直用力按压，如同重刺穴位。掐时要深浅适宜，逐渐用力，以不刺破皮肤为宜。

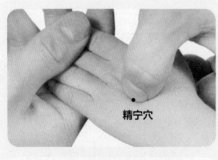

精宁穴

第二步 掐精宁穴

找对位置

位于手背第四和第五掌骨之间。

操作方法

用拇指指腹掐宝宝的精宁穴，称掐精宁，掐5~10次。

按摩要领

掐法操作时，拇指指腹垂直用力按压重刺穴位，掐时深浅适宜，逐渐用力，以不刺破皮肤为宜。频率为每分钟120~250次。

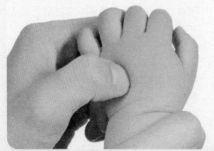

生活调理

宝宝出现夜啼，需要爸爸妈妈的精心呵护。在给宝宝进行按摩疗法的同时，做好以下护理，宝宝就可以睡得安稳香甜了。

❶ 营造舒适环境／爸爸妈妈要保证宝宝所在居室环境的安静祥和。要给宝宝准备其单独使用的床单，以及薄厚合适的被子，避免宝宝夜里睡觉过热或过冷。

❷ 观察宝宝是否舒适／爸爸妈妈要特别注意观察宝宝是否舒适。如果宝宝的哭声高亢、冗长，则表示宝宝尿布湿了，要换尿布了。另外，爸爸妈妈应在宝宝睡觉前仔细检查一遍，宝宝的衣服、被褥是否有异物，宝宝的身体的某个部位是否被线头缠住了等。

❸ 掌握宝宝食量／爸爸妈妈一定要掌握宝宝的食量，尤其是晚饭的饭量，既要让宝宝吃饱又不能太饱，这样宝宝才能睡得安稳、踏实。如果宝宝夜里哭声响亮，双脚紧蹬，头不时地左右扭动，伴有口唇吮吸动作，有时候还会抱着手吮吸等，则表示宝宝饿了，应立即给宝宝喂奶。

❹ 给宝宝情感安抚／依赖爸爸妈妈是宝宝的天性，6个月以下的宝宝更需要爸爸妈妈的陪伴。当宝宝醒来后发现爸爸妈妈不在身边，便会号啕大哭以表示自己的不满。对宝宝的啼哭，爸爸妈妈应及时回应，多抱抱他、亲亲他、温柔地和他说话，这样宝宝便会安静下来。

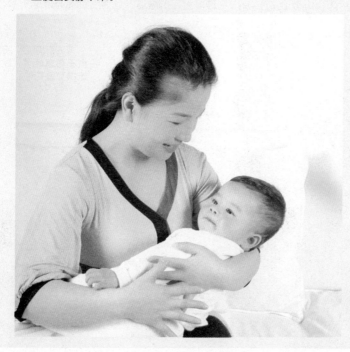

对夜啼的宝宝，爸爸妈妈要多进行情感安抚。

呕吐的按摩疗法
调理好宝宝的脾胃

宝宝怎么了？

3岁的安安刚刚吃完妈妈喂的一小勺饭，突然转过头哗啦啦地从嘴里吐出来一堆东西，又酸又臭，妈妈的心一下子揪紧了：宝贝儿到底怎么了？

专家有话说！

呕吐是许多疾病的症状之一，表现为食后呕吐，吐物酸臭或清稀黏液，有时还伴有恶心、嗳气、脘腹胀满、精神萎靡、面色苍白或面红耳赤、不愿进食等现象。严重的呕吐会使体液丧失过多，出现气阴亏损。长期反复呕吐，会导致脾胃虚弱、气血不足等后果。

中医认为呕吐一般由外感风寒、热邪犯胃、内伤饮食、胃虚夹热、胃阳亏虚以及脾胃虚寒等原因引起胃失和降、胃气上逆所致。除此之外，呕吐也可能是由多种疾病如胃肠道疾患、发热、颅内感染、药物以及食物中毒等引起。

爸爸妈妈巧应对！

如果宝宝呕吐了，爸妈要立刻把宝宝的头侧向一边，以免呕吐物呛入气管，引起吸入性肺炎。宝宝呕吐时，家长不要喂奶、喂药，不要随意搬动。因为引起呕吐的原因很多，呕吐也是某些急性传染病（如流脑、乙脑）和急腹症（如肠梗阻、肠套叠）的先兆症状，所以不能单纯见吐止吐，一定要弄清原因，然后对症处理，否则会贻误病情。如果宝宝呕吐得很严重，可能会导致体液失衡、代谢紊乱，这时需要静脉输液治疗。

如果宝宝是一般的呕吐，就可以采用经络按摩的方法来治疗。只要坚持下去，就可以调理好宝宝的脾胃，让宝宝远离呕吐的折磨。

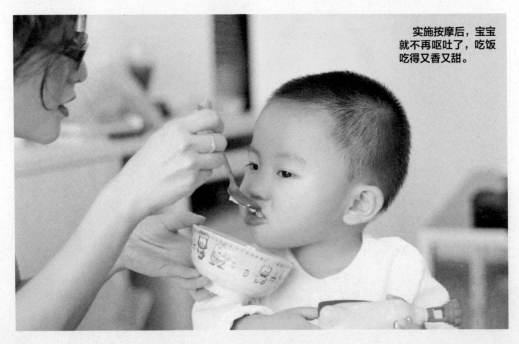

实施按摩后，宝宝就不再呕吐了，吃饭吃得又香又甜。

▶呕吐的基础按摩疗法

中医将宝宝呕吐主要分为伤食型、寒型和热型三种类型。以下是适用于这三种类型的基础按摩手法。

第一步 推膻中穴

找对位置

位于胸骨上，两乳头连线的中心。

操作方法

用食指、中指从宝宝的两锁骨相交处中点直推至两乳头中点，称为推膻中穴。推1~3分钟。

按摩要领

用力宜柔和均匀，推动时要有节律。频率为每分钟120~250次。

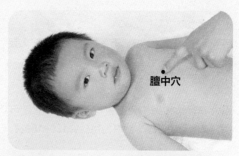

膻中穴

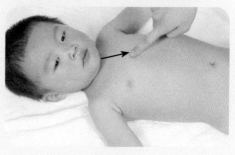

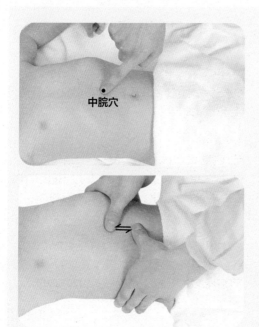

中脘穴

第二步 推中脘到脐

找对位置

中脘穴在腹部前正中线，肚脐直上4寸处。

操作方法

用两手拇指从中脘到脐处上下来回推30~50次。

按摩要领

用力宜柔和均匀，注意轻重缓急。频率为每分钟120~250次。

第三步 摩腹

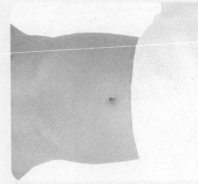

找对位置

腹部中间，肚脐周围。

操作方法

用手掌或食指、中指、无名指三指并拢按在腹部轻轻地摩动，顺时针、逆时针方向各摩1分钟。

按摩要领

用力要轻柔和缓，速度宜均匀协调，指摩可稍轻快，掌摩可稍重缓。频率为每分钟120~160次。

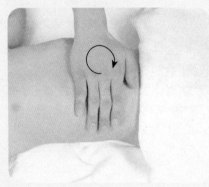

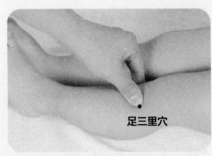

足三里穴

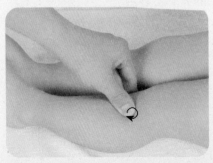

第四步 按揉足三里穴

找对位置

在小腿外侧，膝关节外侧凹陷下3寸，胫骨前缘旁开1寸处。

操作方法

用拇指指端或指腹在足三里穴上用力往下按压，称按足三里；用拇指指腹在足三里穴上按顺时针方向揉，称揉足三里。如此交替按揉1分钟。

按摩要领

按法操作时，应该逐渐用力，不要突然或过于用力；揉法操作时，用力应轻柔而均匀，手指不要离开接触的皮肤。频率为每分钟120~250次。

第五步 按揉内关穴

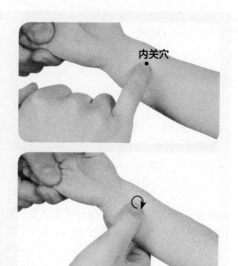

内关穴

找对位置

腕横纹正中直上2寸，两筋之间。

操作方法

用拇指指端在内关穴上用力向下按压，继而用拇指指腹在此穴上按顺时针方向旋转按揉，称为按揉内关穴。交替按揉1分钟。

按摩要领

按法操作时，应该逐渐用力，不要突然或过于用力；揉法操作时，用力应轻柔而均匀，手指不要离开接触的皮肤。频率为每分钟120~250次。

▶ 随症加减：伤食型

伤食型呕吐主要表现为：宝宝呕吐剧烈、口气臭秽、呕吐物常伴有未消化的乳块或食物残渣，宝宝的腹部胀满、大便气味酸臭、便溏或便秘，呕吐后稍有舒缓，嗳气厌食等。此类呕吐在基础的按摩疗法上增加以下手法。

第一步 清脾经

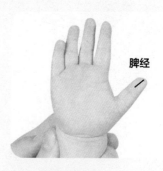

脾经

找对位置

拇指末节螺纹面。

操作方法

用拇指在宝宝拇指桡侧面由指根向指尖方向直推，称清脾经。推100次。

按摩要领

用力宜柔和均匀，推动时要有节律。频率为每分钟120~250次。此处一定要注意推动的方向。

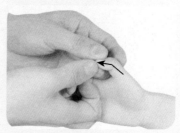

第二步 揉板门穴

找对位置

手掌面大鱼际平面。

操作方法

用拇指按揉宝宝的板门穴，顺时针或逆时针方向都可以。揉300次。

按摩要领

用力应轻揉而均匀，手指不要离开接触的皮肤。频率为每分钟120~250次。

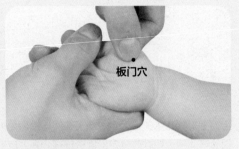

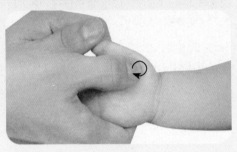

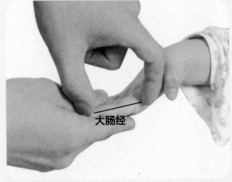

第三步 清大肠经

找对位置

食指桡侧（近拇指一侧）缘，自指尖至虎口（食指与拇指在手掌部衔接处）成一条直线。

操作方法

施术者用拇指侧面或指腹在宝宝食指侧面从指根往指尖方向推，称清大肠经。推200次。

按摩要领

用力宜柔和均匀，推动时要有节律。频率为每分钟80~250次。此处一定要注意推动的方向，方向错了效果就不一样了！

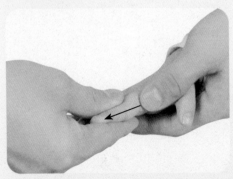

第四步 退六腑

找对位置

在前臂尺侧（小指侧），自肘关节肱骨内上髁至腕横纹的阴池成一条直线。

操作方法

用拇指指腹或食、中指腹自肘向腕做直线推动，称退六腑，又称推六腑。推100次。

按摩要领

用力宜柔和均匀，推动时要有节律。频率为每分钟80~250次。推的方向必须是从肘到腕，不可反方向操作哦！

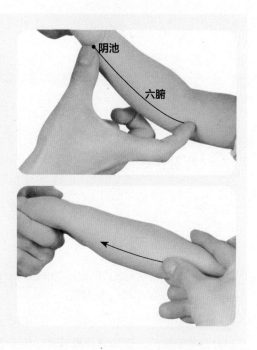

第五步 点揉中脘穴

找对位置

肚脐直上4寸，于胸骨体下缘到肚脐正中连线的中点。

操作方法

用中指指端在宝宝的中脘穴上用力下压，称为点中脘；用中指在宝宝的中脘穴按顺时针或逆时针方向旋转揉动，称揉中脘。交替点揉1~3分钟。

按摩要领

点法属于强刺激手法，次数不宜多，操作时着力宜轻，点完后宜用揉法缓解不适感；揉法操作时，用力应轻柔而均匀，手指不要离开接触的皮肤。频率为每分钟120~250次。

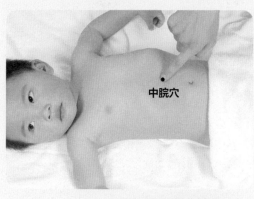

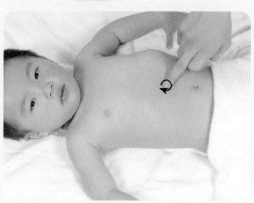

▶随症加减：寒型

如果宝宝呕吐乳食不化，呈清稀黏液状，无臭味，大便溏薄或夹杂有未消化的食物，小便清长，呕吐时伴精神不振、面色苍白、四肢欠温、腹痛喜暖、肠鸣等，此类呕吐属于寒型，要在基础的按摩疗法上增加以下手法。

第一步 补脾经

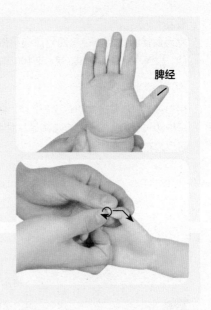

脾经

找对位置

拇指末节螺纹面。

操作方法

旋推或将宝宝拇指略弯曲，用拇指指侧或指腹在宝宝的拇指桡侧面由指尖推向指根。推300次。

按摩要领

用力宜柔和均匀，推动时要有节律。频率为每分钟80~250次。此处一定要注意推动的方向，方向错了疗效就不一样了。

第二步 揉板门穴

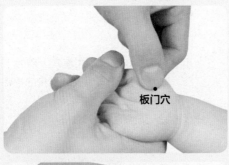

板门穴

找对位置

手掌面大鱼际平面。

操作方法

用拇指指腹按揉宝宝的板门穴，顺时针或逆时针都可以。揉100次。

按摩要领

用力应轻揉而均匀，手指不要离开接触的皮肤。频率为每分钟120~250次。

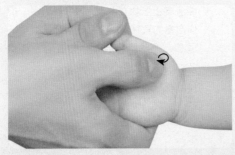

第三步 揉外劳宫穴

找对位置

位于手背中央，与内劳宫穴位置相对。

操作方法

用拇指在宝宝的手背外劳宫穴按顺时针方向揉动，称揉外劳宫。揉50次。

按摩要领

用力应轻柔而均匀，手指不要离开接触的皮肤。频率为每分钟120~250次。

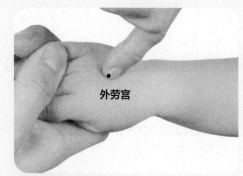

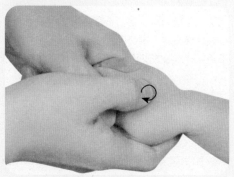

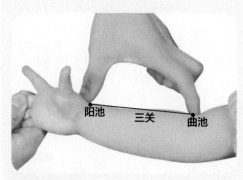

第四步 推三关

找对位置

位于前臂桡侧（拇指侧），自腕横纹处阳池至肘横纹处曲池成一条直线。

操作方法

用拇指侧面或食、中二指指腹自腕推向肘，称推三关。推300次。

按摩要领

用力宜柔和均匀，推动时要有节律。频率为每分钟80~250次。此处要注意推的方向是从腕到肘，千万不要反方向操作！

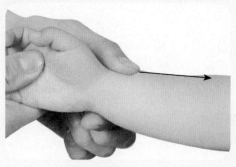

第五步 点揉关元穴（丹田）

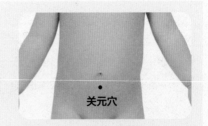

关元穴

找对位置

关元穴又称丹田，位于脐下2寸的腹部正中线上。

操作方法

用手指指腹垂直点按在宝宝的关元穴上，继而按顺时针方向旋转揉动，称为点揉关元。点揉1分钟。

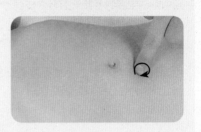

按摩要领

点法属于重刺激手法，不宜多用，用时用力宜缓，注意不要点破皮肤；揉法操作时，用力应轻柔而均匀，手指不要离开接触的皮肤。频率为每分钟120~250次。

第六步 横擦腰背部

用手掌大鱼际或尺侧（外侧）在宝宝的肩背和腰骶部横向摩擦，直到透热为止。

▷ 随症加减：热型

宝宝如果随吃随吐，呕吐物酸臭或为黄水，且伴有身热、口干口渴、口唇色红、烦躁不安、胃脘胀痛不适等，即属于热型呕吐，要在基础按摩疗法上增加以下手法。

第一步 清脾经

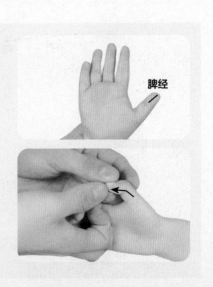

脾经

找对位置

拇指末节螺纹面。

操作方法

用拇指从宝宝拇指外侧边缘往指尖方向直推，称清脾经。推200次。

按摩要领

用力宜柔和均匀，推动时要有节律。频率为每分钟120~250次。此处一定要注意推动的方向，方向错了疗效就不一样了！

第二步 清小肠经

找对位置

位于小指尺侧（外侧）边缘，自指尖到指根成一条直线。

操作方法

用拇指指侧或指腹在宝宝的小指外侧边缘往指尖方向做直线推动，称清小肠经。推200次。

按摩要领

用力宜柔和均匀，推动时要有节律。频率为每分钟120~250次。此处一定要注意推动的方向，方向错了治疗效果就不一样了！

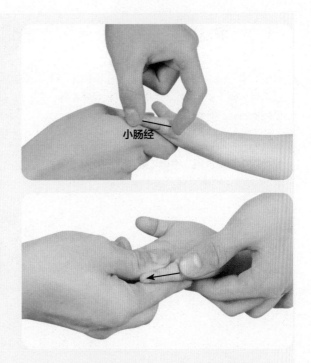

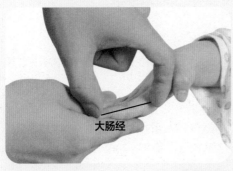
大肠经

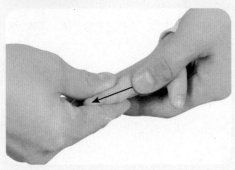

第三步 清大肠经

找对位置

食指桡侧（近拇指一侧）缘，自指尖至虎口（食指与拇指在手掌部衔接处）成一条直线。

操作方法

用拇指指侧或指腹在宝宝食指桡侧面按从指根往指尖方向推，称清大肠经。推200次。

按摩要领

用力宜柔和均匀，推动时要有节律。频率为每分钟80~250次。此处一定要注意推动的方向，方向错了效果就不一样了！

第四步 退六腑

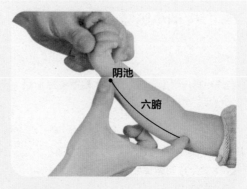

找对位置

在前臂尺侧（小指侧），自肘关节肱骨外上髁至腕横纹处的阴池成一条直线。

操作方法

用拇指指腹或食指、中指二指指腹自肘向腕做直线推动，称退六腑，又称推六腑。推200次。

按摩要领

用力宜柔和均匀，推动时要有节律。频率为每分钟80~250次。推的方向必须是从肘到腕，不可反方向操作！

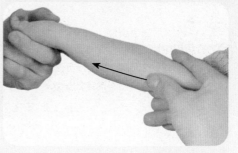

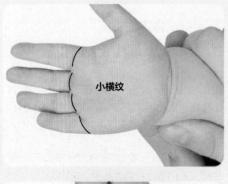

第五步 推小横纹

找对位置

掌面食指、中指、无名指、小指掌指关节横纹处。

操作方法

以拇指侧面或指腹由食指侧推至小指侧，做单向直线推动。推100~300次。

按摩要领

用力宜柔和均匀，推动时要有节律。频率为每分钟80~250次。

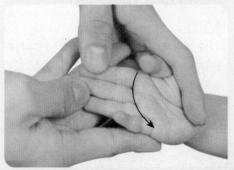

第六步 按揉天枢穴

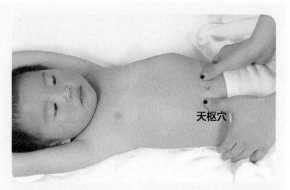

找对位置

肚脐旁开2寸处，左右各有一穴。

操作方法

先用拇指或食指指端分别点按在两侧的天枢穴上，用力按压，然后用拇指或食指指腹按顺时针或逆时针方向旋转按揉天枢穴。交替按揉1分钟。

按摩要领

按法操作时，要逐渐用力，不要突然或过于用力；揉法操作时，力应轻柔而均匀，手指不要离开接触的皮肤。频率为每分钟120~250次。

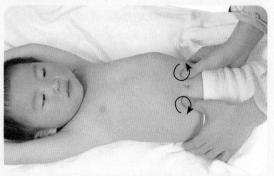

天枢穴

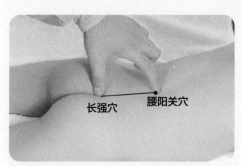

长强穴 腰阳关穴

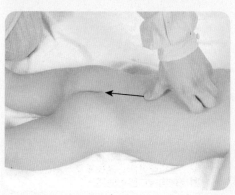

第七步 推下七节骨

找对位置

找到宝宝的髋骨，也就是叉腰摸到的骨头，髋骨高点连线与脊柱相交的地方是第四腰椎，第四腰椎至尾椎骨处的长强穴成一条直线。

操作方法

用拇指桡侧面或拇指指腹自上向下直推，称为推下七节骨。反之，自下向上推，称为推上七节骨。推100次。

按摩要领

用力宜柔和均匀，推动时要有节律。频率为每分钟80~200次。此处一定要注意推动的方向是向着尾骨端直推，方向错了治疗效果就不一样了！

生活调理

为了预防呕吐，家长们要注意调节宝宝的饮食，平时喂食要定时定量，多吃富含维生素、蛋白质的食品，少吃含脂肪高的食物，6个月后要逐渐增加辅食。宝宝发生呕吐的时候，除了使用按摩手法治疗外，还要配合以下的护理事项：

❶ 清除宝宝口中的食物残渣／在宝宝呕吐之后及时清理其口腔很重要。妈妈可以用拇指及食指轻轻抓捏宝宝的下巴，撑开宝宝的口用干净的纱布将宝宝嘴里的残渣擦拭干净。1周岁以上的宝宝，可以帮助他漱口。

❷ 注意给宝宝补水／呕吐像腹泻一样容易引起水液代谢紊乱。所以宝宝呕吐后要注意补充水分，同时也要避免饮水过多而引起持续性呕吐，最好用勺子慢慢喂。为了补充宝宝体力，最好喂大麦茶或者盐糖水、葡萄糖等。

❸ 注意喂食的量／对于6个月以内的宝宝，吐奶后，下次喂奶的量要减少到平时的一半，喂奶次数可以适当增加。在宝宝持续呕吐期间，只能给宝宝喂奶，不要喂其他食物。

❹ 及时给宝宝更换衣物／由于呕吐物的气味有可能引起宝宝再次呕吐，因此要及时给宝宝更换衣服及被子。

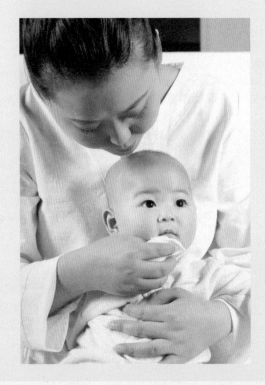

宝宝呕吐后，家长要及时清理宝宝口腔内的残渣。

厌食的按摩疗法
改善宝宝的脾胃

宝宝怎么了？

吃饭的时间又到了，满桌都是香喷喷的饭菜，可奇怪的是，宝宝不爱吃饭！爷爷奶奶哄着喂，爸爸妈妈追着喂，全家人什么招数都使上了，可还是不管用。宝宝就是不爱吃饭，这到底是为什么呢？

专家有话说！

宝宝厌食症指的是宝宝在较长的一段时间内食欲不振，甚至拒食的一种症状，以1~6岁宝宝较为多见。通俗地说，宝宝厌食就是宝宝感觉不到肚子饿，不想吃饭。如果是因为其他疾病而引起的食欲不振，则不属于宝宝厌食症的范畴。

宝宝为什么会得厌食症呢？这主要是因为饮食不节导致宝宝脾胃受到损伤，使脾胃的受纳运化功能减弱，从而出现食欲不振或厌恶乳食。《幼科发挥》中讲："太饱伤胃，太饥伤脾。"宝宝的脏腑娇嫩、脾常不足，如果过饱或过饥、饮食不节或喂养的方式不当，都容易伤及脾胃。

如果宝宝厌食持续时间较长，就会影响其正常的生长发育。

爸爸妈妈巧应对！

宝宝不爱吃饭，爸妈也不要太担心。只要不是因为疾病，如消化性溃疡、急慢性肝炎、慢性肠炎、胃炎、十二指肠球部溃疡、腹泻及慢性便秘等引起的厌食，都可以通过纠正宝宝不良的饮食习惯，再辅以经络按摩来改善宝宝的脾胃，恢复其受纳运化的功能，使宝宝重新变得胃口大开。

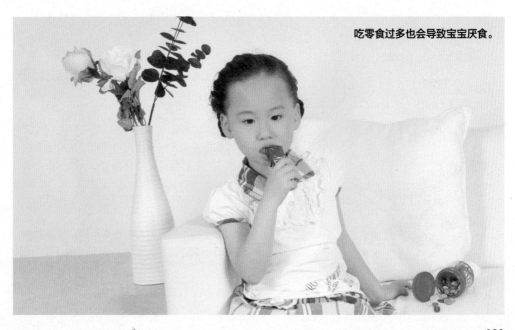

吃零食过多也会导致宝宝厌食。

▷厌食的基础按摩疗法

以下是治疗宝宝厌食的基础按摩手法。

第一步 补脾经

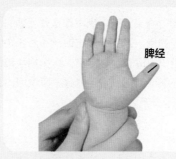

脾经

找对位置

拇指末节螺纹面。

操作方法

旋推或将宝宝拇指略弯曲，循拇指桡侧面由指尖推向指根。推200次。

按摩要领

用力宜柔和均匀，推动时要有节律。频率为每分钟120~250次。此处一定要注意推动的方向，千万不要弄反！

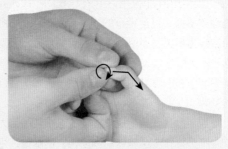

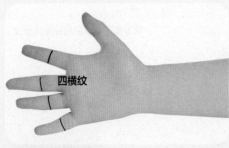

四横纹

第二步 推四横纹

找对位置

位于掌面食指、中指、无名指、小指的第一指间关节横纹处。

操作方法

宝宝四指并拢，施术者用拇指指腹从食指横纹处推向小指横纹处，称推四横纹。推100~300次。

按摩要领

用力宜柔和均匀，推动时要有节律。频率为每分钟80~150次。

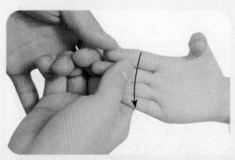

第三步 揉板门穴

找对位置

手掌面大鱼际平面。

操作方法

用拇指揉宝宝的板门穴，顺时针或逆时针方向都可以。揉100~200次。

按摩要领

用力应轻柔而均匀，手指不要离开接触的皮肤。频率为每分钟120~250次。

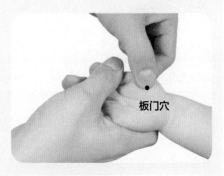

板门穴

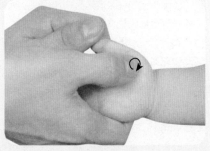

第四步 摩腹

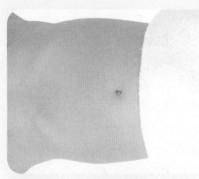

找对位置

腹部中间，肚脐周围。

操作方法

用手掌或食指、中指、无名指三指并拢，在宝宝的腹部轻轻地摩动，顺时针逆时针各摩5分钟。

按摩要领

用力要轻柔适当，速度宜均匀协调，指摩可稍轻快，掌摩可稍重缓。频率为每分钟120~160次。

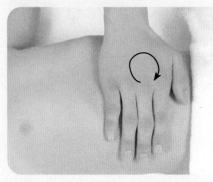

第五步 捏脊

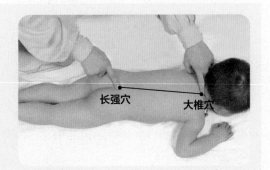

找对位置

颈部大椎穴至尾骨端处的长强穴成一条直线，大椎穴在低头时颈部突出最高处（第七颈椎棘突）下的凹陷处。

操作方法

在捏脊前，先在背部轻轻按摩几遍，使肌肉放松，消除宝宝的紧张情绪。使用捏法从尾骨端一直捏到颈部大椎穴，捏3~5遍，捏最后一遍时，每捏3下，要轻轻用力上提1次，至皮肤红润微充血为止。

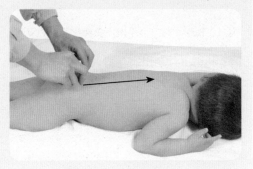

按摩要领

操作时，捏起皮肤的多少及力度大小要适当，不可太用力，否则宝宝就会反抗啦！捻动向前时，须直线前进，不可偏斜。另外，不可拧转皮肤，也不可捏太紧、太少，捏太紧不容易向前捻动推进，捏太少则不易捏起皮肤。

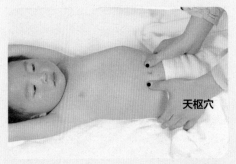

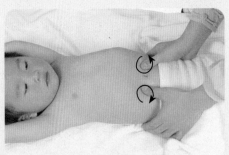

第六步 揉天枢穴

找对位置

肚脐旁开2寸处，左右各有一穴。

操作方法

用拇指或食指分别点按在两侧的天枢穴，轻轻地按顺时针或逆时针方向揉动。揉50~100次。

按摩要领

用力应轻柔均匀，手指不要离开接触的皮肤。频率为每分钟120~250次。

▶ 随症加减：厌食兼营养不良

如果宝宝身体瘦弱、营养不良，治疗时要在基础按摩疗法上增加以下手法。

第一步 揉脾俞穴

找对位置

在背部，第十一胸椎棘突下，旁开1.5寸处左右各有一穴。

操作方法

用食指和中指分别点按两侧的脾俞穴，然后按顺时针或逆时针方向旋转揉动。揉50~100次。

按摩要领

用力应轻柔而均匀，手指不要离开接触的皮肤。频率为每分钟120~250次。

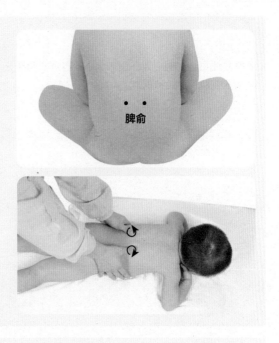

第二步 揉中脘穴

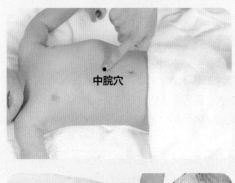

找对位置

肚脐直上4寸处，位于胸骨体下缘到肚脐连线的中点。

操作方法

用中指在宝宝的中脘穴上按顺时针或逆时针方向旋转揉动，称揉中脘。揉50~100次。

按摩要领

用力应轻柔而均匀，手指不要离开接触的皮肤。频率为每分钟120~250次。

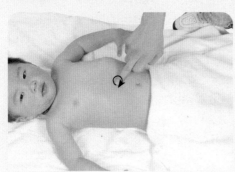

第三步 揉足三里穴

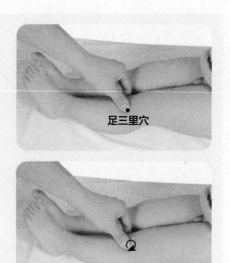

足三里穴

找对位置

膝关节外侧凹陷下3寸，胫骨前缘旁开1寸处。

操作方法

用拇指指端或指腹在足三里穴上按顺时针方向揉，
称揉足三里。揉50~100次。

按摩要领

用力应轻柔而均匀，手指不要离开接触的皮肤。频
率为每分钟120~250次。

生活调理

　　除了用经络按摩疗法治疗宝宝的厌食症外，在生活中还要注意以下事项：

❶ 合理喂养／讲究"乳贵有时，食贵有节"，就是宝宝进食要定时定量，防止偏食、
挑食，纠正吃零食等不良习惯。宝宝尽可能母乳喂养，并及时添加辅助食品，保证
营养，以保护宝宝的脾胃功能。

❷ 给宝宝一个良好的进食环境／要使宝宝爱吃饭，就要想办法让宝宝感觉到吃饭是一
件愉快而幸福的事情。对于能独立活动的宝宝，尽量让其参与一些家务活动，如饭
前洗手、搬小椅子、分筷子等，有意识地营造一种气氛，让宝宝感觉到吃饭也是一
件愉快有趣的事情。

❸ 饭菜尽量色、香、味俱全／宝宝吃的食物要尽量多样化，并且保证让宝宝吃一定量
的蔬菜、水果。家长尽可能将饭菜做得色、香、味俱佳，这样就可以吸引宝宝的眼
球和胃口啦！

❹ 不要给宝宝吃过多的零食／如果吃零食过多，宝宝光吃零食就已经饱了，哪还有胃
口吃饭呢？况且零食的营养极差，会影响宝宝的胃肠，更加不利于宝宝进食。所
以，收起宝宝的零食，让宝宝多吃饭菜和水果才是明智的做法。

❺ 要保证宝宝睡眠充足／如果宝宝睡眠充足，就会精力旺盛，食欲就会越强。相反睡
眠不足，无精打采，宝宝就不会有食欲，日久还会消瘦。

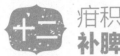

疳积的按摩疗法
补脾养胃清肠道

宝宝怎么了？

看着别人家的宝宝白白胖胖、脸上红通通的，活泼又精神，可是自家的宝宝却面黄色滞、没有胃口、身体消瘦、精神也不好，妈妈感到既心痛又着急，不明白自己的宝宝怎么了。

专家有话说！

宝宝厌食、脸色黄滞又身体消瘦的话，可能是得了疳积。疳积，民间俗称"奶痨"，是指宝宝消化吸收功能长期障碍引起的一种慢性消耗性疾病。

现代医学认为，疳积多由喂养不良、饮食不当或消化功能不健全等多种因素所致。中医认为，发生疳积的主要病因是饮食不当、损伤脾胃，或疾病日久、脾胃虚弱。

疳积常见症状为形体消瘦、精神不振、皮下脂肪减少、肌肉松弛、肤色淡白无光泽、毛发枯黄、发结如穗、大便或泻或秘、腹大拒按，严重者会出现夜盲症、水肿、皮肤紫斑等，若长期得不到治疗，会严重影响宝宝身体和智力的生长发育。如果宝宝的抵抗力很差，疳积还常会出现各种并发症，如贫血、维生素缺乏症等。

爸爸妈妈巧应对！

宝宝如果患上疳积，爸爸妈妈不要慌、不要急。由于此病是由消化功能障碍所引起的，因此只要调理好脾胃，疏通肠道，就能从根源上治愈疳积。运用宝宝经络按摩的方法能补脾养胃、清洁肠道，就可以轻松手到病除！

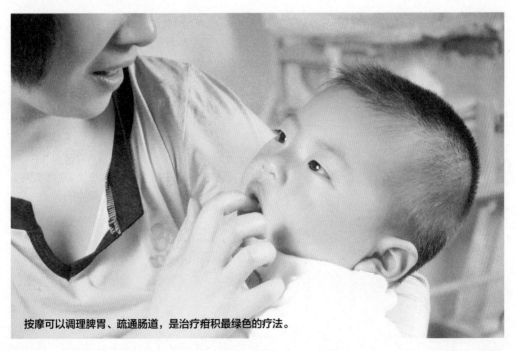

按摩可以调理脾胃、疏通肠道，是治疗疳积最绿色的疗法。

▷疳积的基础按摩疗法

中医将疳积分为饮食伤脾型及脾胃虚弱型两种类型，以下是适用于这两种类型的基础经络按摩疗法。

第一步 捏脊

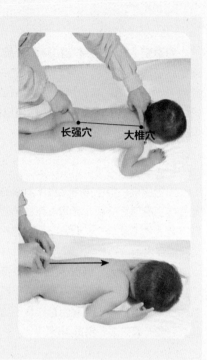

找对位置

颈部大椎穴至尾骨端处的长强穴成一条直线，大椎穴在低头时颈部突出最高处（第七颈椎棘突）下的凹陷处。

操作方法

捏脊前，先在背部轻轻按摩几遍，使肌肉放松，消除宝宝的紧张情绪。使用捏法从尾骨端一直捏到颈部大椎穴，捏5~10遍，最后一遍，每捏3下，要轻轻用力上提1次，至皮肤红润微充血为止。

按摩要领

操作时，捏起皮肤的多少及力度大小要适当，不可太用力，否则宝宝就会反抗。捻动向前时，须直线前进，不可偏斜。另外，不可拧转皮肤，也不可捏太紧、太少，捏太紧不容易向前捻动推进，捏太少则不易捏起皮肤。

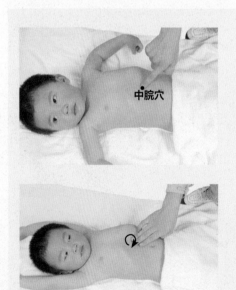

第二步 摩揉中脘穴

找对位置

肚脐直上4寸处，位于胸骨体下缘到肚脐正中连线的中点。

操作方法

用食指、中指、无名指、小指并拢在宝宝的中脘穴按顺时针或逆时针方向旋转摩揉。摩揉5分钟。

按摩要领

用力应轻柔而均匀，手指不要离开接触的皮肤。频率为每分钟120~250次。

第三步 揉脐

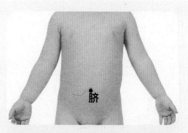

找对位置

位于肚脐正中。

操作方法

用掌根在宝宝的脐部轻柔地按顺时针方向旋转揉动。揉5分钟。

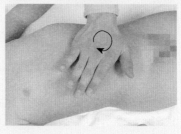

按摩要领

揉动时要注意手腕的放松，让腕关节连同前臂一起做回旋活动，腕部活动的范围可以逐渐扩大，保持压力轻柔。

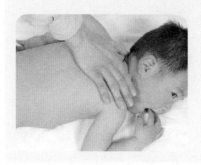

第四步 轻揉背部

用手掌在宝宝的背部轻轻揉动1分钟。

第五步 按揉足三里穴

找对位置

膝关节外侧凹陷下3寸，胫骨旁开1寸处。

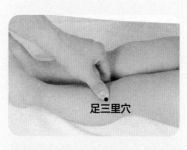

操作方法

用拇指指端或指腹在足三里穴上用力往下按压，称按足三里；用拇指指腹在足三里穴上按顺时针方向揉，称揉足三里。如此交替按揉2分钟。

按摩要领

按法操作时，应该逐渐用力，不要突然或过于用力；揉法操作时，用力应轻柔而均匀，手指不要离开接触的皮肤。频率为每分钟120~250次。

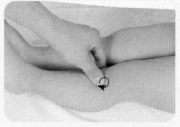

▷随症加减：饮食伤脾型

如果宝宝的症状表现为面色无华、形体消瘦、食少纳滞、见食则恶、嗳气吞酸、腹胀、腹痛、大便臭秽、小便混浊、睡眠不安，则属于饮食伤脾型疳积，要在基础的按摩疗法上增加以下手法。

第一步 清脾经

找对位置

拇指末节螺纹面。

操作方法

将宝宝拇指略弯曲，循拇指桡侧面由指根推向指尖，称清脾经。推300次。

按摩要领

用力宜柔和均匀，推动时要有节律。频率为每分钟120~250次。

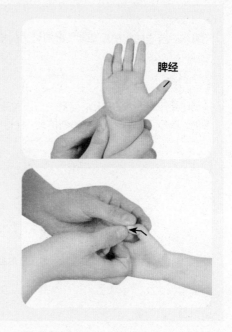

脾经

第二步 补脾经

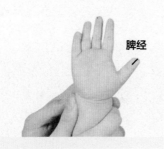

脾经

找对位置

拇指末节螺纹面。

操作方法

用拇指从宝宝拇指末节螺纹面向指根方向直推，称补脾经。推300次。

按摩要领

用力宜柔和均匀，推动时要有节律。频率为每分钟120~250次。

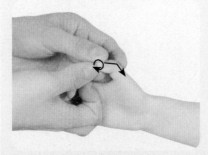

第三步 清大肠经

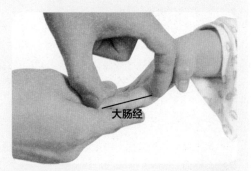

大肠经

找对位置

食指桡侧（近拇指一侧）缘，自指尖至虎口（食指与拇指在手掌部衔接处）成一条直线。

操作方法

施术者用拇指侧面或指腹在宝宝食指近拇指侧从指根往指尖方向推，称清大肠经。推200次。

按摩要领

用力宜柔和均匀，推动时要有节律。频率为每分钟80~250次。此处一定要注意推动的方向，方向错了效果就不一样了！

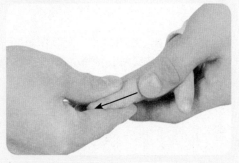

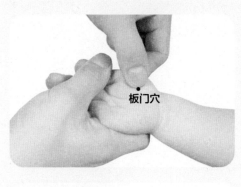

板门穴

第四步 揉板门穴

找对位置

手掌面大鱼际平面。

操作方法

用拇指按揉板门穴，顺时针或逆时针都可以。揉100次。

按摩要领

用力应轻柔而均匀，手指不要离开接触的皮肤。频率为每分钟120~250次。

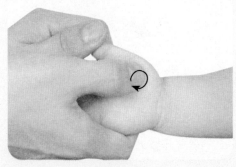

第五步 掐四横纹

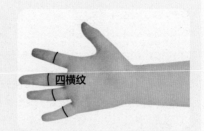

找对位置

位于掌面食指、中指、无名指、小指的第一指间关节横纹处。

操作方法

用拇指指腹分别掐食指、中指、无名指、小指近节指间横纹，称掐四横纹。掐50次。

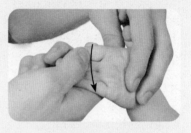

按摩要领

用拇指指腹垂直用力重刺穴位，掐时要深浅适宜，逐渐用力，以不刺破皮肤为宜。频率为每分钟30~120次。

▶ 随症加减：脾胃虚弱型

如果宝宝面色萎黄、精神不振且毛发稀疏易脱、睡眠露睛、腹部膨大、腹壁青筋暴露，又或者腹部凹陷如槽、骨瘦如柴，且四肢不温、纳滞或善饥、大便溏薄等，则属于脾胃虚弱型疳积，要在基础的按摩疗法上增加以下手法。

第一步 补脾经

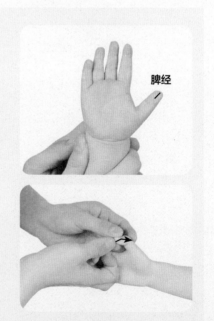

找对位置

拇指末节螺纹面。

操作方法

旋推或将宝宝拇指略弯曲，用拇指在宝宝的拇指桡侧面由指尖推向指根。推300次。

按摩要领

用力宜柔和均匀，推动时要有节律。频率为每分钟120~250次。此处一定要注意推动的方向，方向错了疗效就不一样了！

第二步 揉板门穴

找对位置

手掌面大鱼际平面。

操作方法

用拇指按揉板门穴，顺时针或逆时针均可。揉300次。

按摩要领

用力应轻揉而均匀，手指不要离开接触的皮肤。频率为
每分钟120~250次。

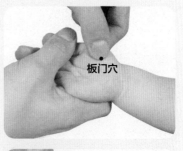

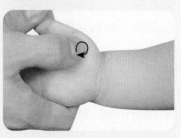

第三步 按揉脾俞穴

找对位置

在背部，第十一胸椎棘突下，旁开1.5寸处，左右各有一穴。

操作方法

先用拇指、中指或食指指端或指腹分别点按在两侧的脾俞穴，用力往下按压，然后用手指轻轻地
按顺时针或逆时针方向旋转揉动。如此交替按揉2分钟。

按摩要领

按法操作时，要逐渐用力，不要突然或过于用力；揉法操作时，用力应轻柔而均匀，手指不要离
开接触的皮肤。频率为每分钟120~250次。

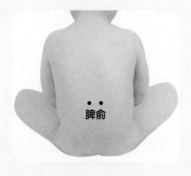

脾俞

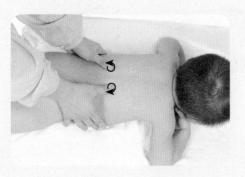

第四步 按揉胃俞穴

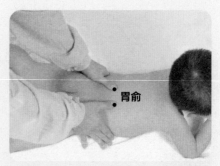

找对位置

在背部，第十二胸椎棘突下，旁开1.5寸处，左右各有一穴。

操作方法

用双手拇指指端在宝宝的两侧胃俞穴上按压，并用拇指指腹在此穴上顺时针或逆时针旋转揉动。按揉2分钟。

按摩要领

按法操作时，拇指要伸直，按压时应垂直用力，先缓力按之，渐由轻而重，频起频按，不离其位；揉法操作时，用力应轻柔而均匀，手指不要离开接触的皮肤。频率为每分钟120~250次。

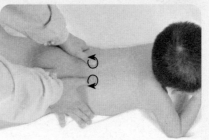

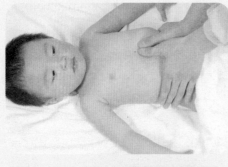

第五步 分推腹阴阳

找对位置

腹阴阳就是上腹部。

操作方法

双手拇指沿肋弓下缘向两旁分推，称分推腹阴阳。推30次。

按摩要领

用力宜柔和均匀，推动时要有节律。频率为每分钟80~150次。

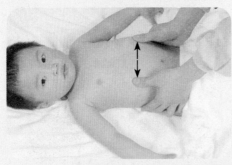

尿频的按摩疗法
增强宝宝膀胱功能

宝宝怎么了？

5岁的宝宝近来尿尿的次数特别多，妈妈粗略计算了一下，一天居然有十多次！宝宝最近的精神也不好，脸色很苍白，常常吵着要喝水。妈妈心里可着急了，不知道是怎么回事。

专家有话说！

宝宝得了尿频症就会不停地想排小便，一般每天超过10次，每次尿量不多，同时还会伴有面色苍白、四肢不温、口干口渴、神疲乏力等症状。

宝宝小便过于频繁，或相当于平常来说次数增多，尿尿的时候有急迫感但无疼痛，这样的症状属于病态，称为尿频，又称小便频数。

中医认为尿频主要是因为宝宝体质虚弱、肾气不足、无力制约尿道所致。

爸爸妈妈巧应对！

宝宝尿频的原因主要是肾气不足，所以采取适当的补肾方法就可以消除宝宝的尿频症状了。

其中，宝宝经络按摩疗法对于增强宝宝的膀胱和肾脏功能具有非常好的效果。除此之外，宝宝还可配合服用有补肾益气功效的中成药，如六味地黄丸等，疗效更佳。

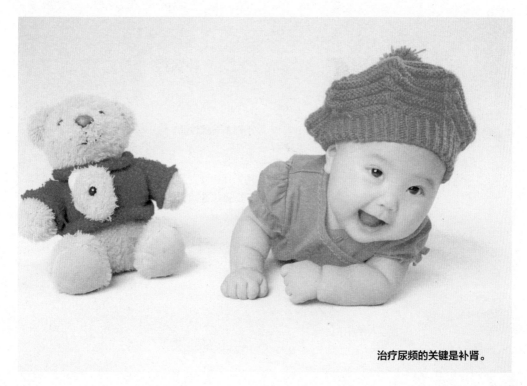

治疗尿频的关键是补肾。

▷ 尿频的基础按摩疗法

中医将尿频主要分为脾肾气虚型和湿热下注型两种，以下是适用于这两种类型的基础经络按摩法。

第一步 补脾经

找对位置

拇指末节螺纹面。

操作方法

旋推或将宝宝拇指略弯曲，用拇指指端或指腹在宝宝的拇指桡侧面由指尖推向指根，推300次。

按摩要领

用力宜柔和均匀，推动时要有节律。频率为每分钟120~250次。此处一定要注意推动的方向，方向错了疗效就不一样了。

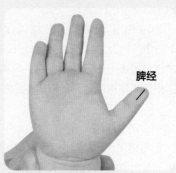

脾经

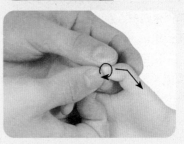

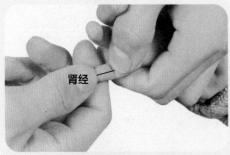

肾经

第二步 补肾经

找对位置

小指末节螺纹面。

操作方法

用拇指指腹在宝宝的小指末节螺纹面向指尖方向做直线推动，称为补肾经。推200次。

按摩要领

用力宜柔和均匀，推动时要有节律。频率为每分钟120~250次。

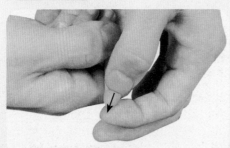

第三步 补小肠经

找对位置

位于小指尺侧（外侧）边缘，自指尖到指根成一条直线。

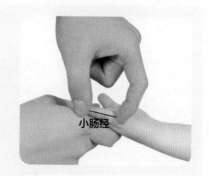

小肠经

操作方法

用拇指的侧面或指腹在宝宝的小指外侧边缘从指尖向指根方向直线推动，称补小肠经；反之则为清，称清小肠经。此处为补小肠经，推200次。

按摩要领

用力宜柔和均匀，推动时要有节律。频率为每分钟120~250次。此处一定要注意推动的方向，方向错了治疗效果就不一样了。

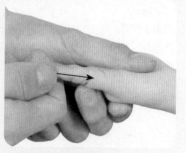

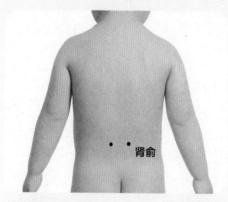

肾俞

第四步 按揉肾俞穴

找对位置

位于第二腰椎棘突下（第二腰椎棘突与第三腰椎棘突之间），旁开1.5寸处，左右各有一穴（找到宝宝的髋骨，也就是叉腰摸到的骨头，髋骨高点连线与脊柱相交的地方是第四腰椎，往上倒数两节就是第二腰椎了）。

操作方法

先用拇指、中指指腹或手掌在肾俞穴上用力按压，称为按肾俞；再用双手拇指或食指、中指二指在两侧穴位上做顺时针或逆时针方向的旋转揉动，称揉肾俞。如此交替按揉1分钟。

按摩要领

按法操作时，要逐渐用力，不能突然或过于用力；揉法操作时，用力应轻柔而均匀，手指不要离开接触的皮肤。频率为每分钟120~250次。

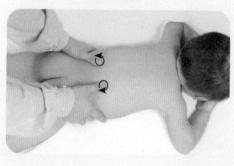

第五步 按揉膀胱俞穴

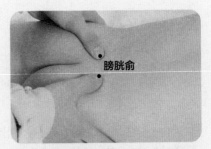

膀胱俞

找对位置

位于髂后上棘内缘下与骶骨间的凹陷中。

操作方法

用拇指指腹在此穴上往下用力按压，继而按顺时针或逆时针方向旋转揉动，称为按揉膀胱俞。按揉1分钟。

按摩要领

按法操作时，拇指要伸直，按压时应垂直用力，宜缓力按之，渐由轻而重，频起频按，不离其位；揉法操作时，用力应轻柔而均匀，手指不要离开接触的皮肤。频率为每分钟120~250次。

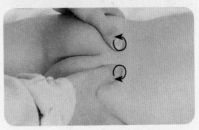

第六步 按揉三阴交穴

找对位置

位于足内踝上3寸处。

操作方法

用拇指或食指指腹在宝宝的三阴交穴按压，然后按顺时针方向旋转揉动。交替按揉1~3分钟。

按摩要领

用按法操作时，拇指要伸直。按压时应垂直用力，宜缓力按之，渐由轻而重，频起频按，不离其位；揉法操作时，用力应轻柔而均匀，手指不要离开接触的皮肤。频率为每分钟120~250次。

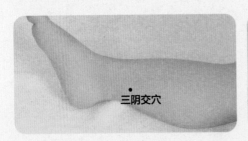

三阴交穴

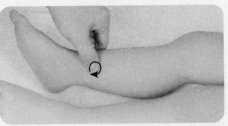

▶随症加减：脾肾气虚型

如果宝宝的症状为小便频数或滴沥不尽，并且伴有面色苍白、四肢不温、腹部发凉、少气懒言、纳呆等症状，此为脾肾气虚型尿频，要在基础按摩疗法上增加以下操作手法。

第一步 补肺经

找对位置

无名指末节螺纹面。

操作方法

用拇指指腹在宝宝的无名指末节螺纹面上按顺时针方向旋转揉动。推300次。

按摩要领

用力宜柔和均匀，揉动时要有节律。频率为每分钟120~250次。

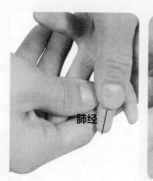
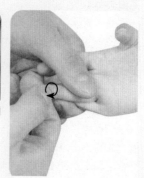

肺经

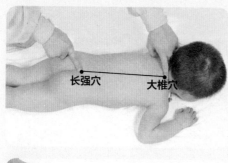

长强穴　大椎穴

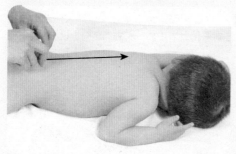

第二步 捏脊

找对位置

颈部大椎穴至尾骨端的长强穴成一条直线，大椎穴在低头时颈部突出最高处（第七颈椎棘突）下的凹陷处。

操作方法

捏脊前，先在背部轻轻按摩几遍，使肌肉放松，消除宝宝的紧张情绪。然后使用捏法从尾骨端一直捏到颈部大椎穴，捏5~10遍，最后一遍时，每捏3下，要轻轻用力上提1次，至皮肤红润微充血为止。

按摩要领

操作时，捏起皮肤的多少及力度大小要适当，不可太用力，否则宝宝就要反抗啦！捻动向前时，须直线前进，不可偏斜。另外，不可拧转皮肤，也不可捏太紧、太少，捏太紧不容易向前捻动推进，捏太少则不易捏起皮肤。

第三步 按揉脾俞穴

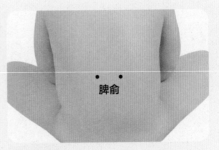

脾俞

找对位置

第十一胸椎棘突下，旁开1.5寸处，左右各有一穴。

操作方法

用拇指、中指或食指指腹分别点按在两侧的脾俞穴，用力往下按压，称为按脾俞；手指轻轻地按顺时针或逆时针方向旋转揉动，称为揉脾俞。交替按揉1分钟。

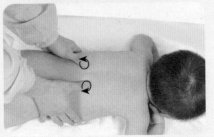

按摩要领

按法操作时，要逐渐用力，不要突然或过于用力；揉法操作时，应轻柔而均匀，手指不要离开接触的皮肤。频率为每分钟120~250次。

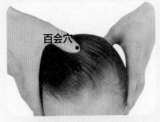

百会穴

第四步 按揉百会穴

找对位置

头顶正中线与两耳尖连线的相交处。

操作方法

用拇指指腹按压宝宝的百会穴或在宝宝的百会穴上按顺时针或逆时针方向旋转揉动，称按百会或揉百会。按揉1分钟。

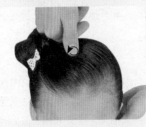

按摩要领

按法操作时，拇指要伸直，按压时应垂直用力，宜缓力按之，渐由轻而重，频起频按，不离其位；揉法操作时，用力应轻柔而均匀，手指不要离开接触的皮肤。频率为每分钟60~120次。

第五步 横擦腰背部

用手掌面横擦宝宝的腰背部。操作时，腕关节伸直，使前臂与手接近水平，手指自然伸开，向手背翘起，让着力部位紧贴皮肤，注意不能强用压力，以免擦伤皮肤。

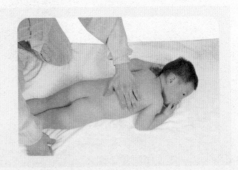

▷随症加减：湿热下注型

如果宝宝症状为小便频数或不能自禁，且尿色深，并且伴有夜热口干、手足心热、两颧发红等症状，要在基础按摩疗法上增加以下手法。

第一步 按揉百会穴

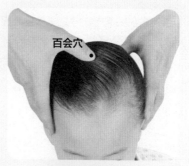

找对位置

头顶正中线与两耳尖连线的相交处。

操作方法

用拇指按压宝宝的百会穴，然后在宝宝的百会穴上按顺时针或逆时针方向旋转揉动，称按揉百会。按揉1~3分钟。

按摩要领

按法操作时，拇指要伸直，按压时应垂直用力，宜缓力按之，渐由轻而重，频起频按，不离其位；揉法操作时用力应轻柔而均匀，手指不要离开接触的皮肤。频率为每分钟60~120次。

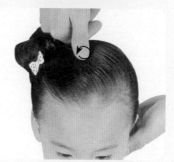

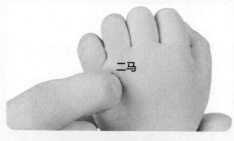

第二步 揉二马

找对位置

手背部无名指与小指掌指关节后的凹陷中，称二马，又称上马或二人上马。

操作方法

用拇指指腹在宝宝的二马穴上按顺时针方向旋转揉动，称揉二马。揉50次。

按摩要领

用力应轻柔而均匀，手指不要离开接触的皮肤。频率为每分钟120~250次。

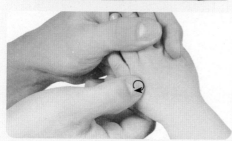

第三步 补肾经

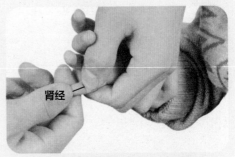

肾经

找对位置

小指末节螺纹面。

操作方法

用拇指指腹在宝宝的小指末节螺纹面向指尖方向做直线推动，称为补肾经。推500次。

按摩要领

用力宜柔和均匀，推动时要有节律。频率为每分钟120~250次。

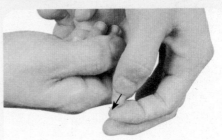

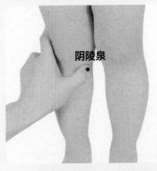

阴陵泉

第四步 掐阴陵泉穴

找对位置

膝内侧，胫骨粗隆下缘凹陷中。

操作方法

用拇指指腹在宝宝足部阴陵穴上垂直下压重刺激，称掐阴陵泉。掐3~5次。

按摩要领

掐法操作时应当缓慢用力，忌粗暴用力，掐完后要稍稍轻揉被掐部位，以缓解不适。频率为每分钟30~120次。

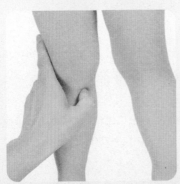

十四　过敏性鼻炎的按摩疗法
改变宝宝过敏体质

宝宝怎么了？

不知道怎么回事，宝宝动不动就打喷嚏、流鼻涕，特别是受凉的时候。常常喊鼻子痒。刚开始的时候，妈妈以为宝宝感冒了，后来总是这样，妈妈觉得很不对劲。

专家有话说！

有上述症状的宝宝应该怀疑有过敏性鼻炎。有些宝宝属于过敏体质，会对一些常见的过敏原，如牛奶、鱼、虾、牛肉、羊肉、尘埃、毛类、花粉或气候变化等产生过敏反应。身体对某些物质和某些因素的过敏反应在鼻部的表现称过敏性鼻炎，又称反应性鼻炎，这类鼻炎常被误认为伤风感冒。

过敏性鼻炎病的症状为阵发性鼻痒，然后连续打喷嚏，少则一次几个，多则几十个；急性发作时常会有大量、水样鼻涕流出，间歇性或持续性鼻塞，还会出现嗅觉减退、头痛、耳鸣和流泪等症状。过敏性鼻炎会引发各种并发症，如支气管哮喘、咽炎、嗅觉障碍等。

爸爸妈妈巧应对！

如果宝宝得了过敏性鼻炎，爸爸妈妈要去医院查出过敏原，在日常生活中尽量避免宝宝接触过敏原。但根治的方法就是加强锻炼，提升宝宝的体质。临床证明，宝宝经络按摩对治疗宝宝的过敏性鼻炎有很好的疗效。

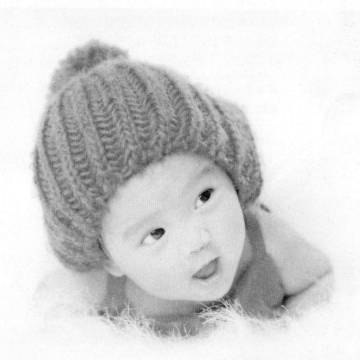

在日常生活中，应尽量避免让宝宝接触过敏原。

▶ 过敏性鼻炎的基础按摩疗法

中医将过敏性鼻炎分为风寒犯肺型、肺脾气虚型、肾气亏虚型三种。以下是适用于这三种类型的基础按摩疗法。

第一步 推擦印堂穴

找对位置

印堂即眉心，位于两眉头连线的中点。

操作方法

用拇指指腹推擦印堂穴1分钟。

按摩要领

推擦时，拇指着力点要紧贴皮肤，用力应均匀柔和。频率为每分钟120~250次。

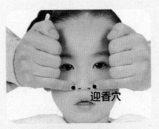

第二步 按揉迎香穴

找对位置

迎香穴在鼻唇沟内，鼻翼外缘旁开0.5寸处。

操作方法

用食指或小指置于鼻翼两侧的迎香穴上，用力按压揉动。先按后揉，按揉1~3分钟。

按摩要领

按压时，直接垂直用力，每次按压两次；揉动时，用力应当均匀柔和。频率为每分钟150~200次。

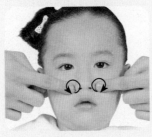

第三步 搓擦鼻子两侧

以中指或食指指腹在鼻子两侧快速搓擦1~3分钟，以局部产生灼热感为度。

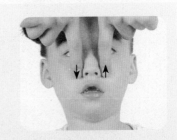

第四步 掐揉合谷穴

找对位置

位于虎口，第一、第二掌骨间凹陷中。

操作方法

用拇指指腹重掐宝宝双手合谷穴，继而用拇指指腹揉此穴，称掐揉合谷。两侧合谷交替掐揉各1分钟。

按摩要领

掐法操作时，指甲逐渐用力，垂直重掐穴位，用力以深透为止，忌粗暴用力；揉法操作时，用力应轻柔而均匀，手指不要离开接触的皮肤。频率为每分钟120~250次。

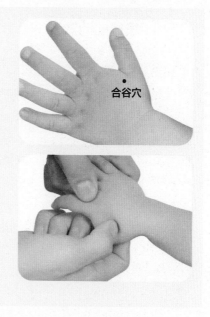

合谷穴

▶ 随症加减：风寒犯肺型

风寒犯肺型过敏性鼻炎症状表现为鼻痒、喷嚏频作、鼻塞、流大量清水涕，还常伴有发热、恶风寒、头痛等。治疗此类过敏性鼻炎时，要在基础按摩疗法上增加以下手法。

第一步 揉外劳宫穴

找对位置

在手背中央，与内劳宫穴相对。

操作方法

用拇指在宝宝的外劳宫穴按顺时针方向揉动，称揉外劳宫。揉300次。

按摩要领

用力应轻柔而均匀，手指不要离开接触的皮肤。频率为每分钟120~250次。

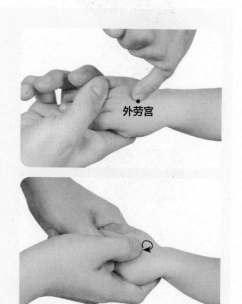

外劳宫

第二步 按揉曲池穴

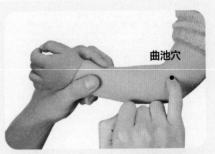
曲池穴

找对位置

屈肘，位于桡侧肘横纹头与肱骨外上髁连线中点处。

操作方法

用拇指指端或指腹在曲池穴上按压，继而用拇指指腹或指端在此穴上按顺时针方向旋转揉动。如此交替按揉30次。

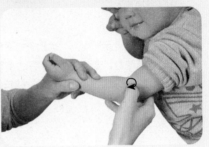

按摩要领

按法操作时，应该逐渐用力，不要突然或过于用力；揉法操作时，用力应轻柔而均匀，手指不要离开接触的皮肤。频率为每分钟120~250次。

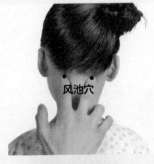
风池穴

第三步 按揉风池穴

找对位置

耳后枕骨粗隆下，胸锁乳突肌与斜方肌之间，枕骨粗隆下凹陷当中。

操作方法

用双手拇指和食指在两侧风池穴按压，然后在风池穴上按顺时针或逆时针方向旋转揉动。如此交替按揉30次。

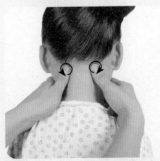

按摩要领

动作要轻巧灵活、缓和连续、由轻渐重，忌突然用力。频率为每分钟80~100次。

▷ 随症加减：肺脾气虚型

肺脾气虚型过敏性鼻炎的症状表现为鼻塞鼻胀、嗅觉迟钝、头重头昏、四肢无力、食欲不振、大便溏薄。治疗时要在基础按摩疗法上增加以下手法。

第一步 补脾经

找对位置

拇指末节螺纹面。

操作方法

旋推或将宝宝拇指略弯曲，循宝宝的拇指桡侧面由指尖推向指根。推300次。

按摩要领

用力宜柔和均匀，推动时要有节律。频率为每分钟120~250次。此处一定要注意推动的方向，方向错了疗效就不一样了。

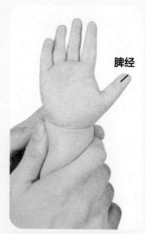
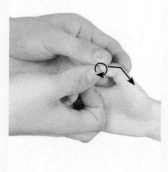

脾经

第二步 补肺经

找对位置

无名指末节螺纹面。

操作方法

用拇指指腹在宝宝的无名指末节螺纹面上顺时针方向旋转推动。推300次。

按摩要领

用力宜柔和均匀，推动时要有节律。频率为每分钟120~250次。

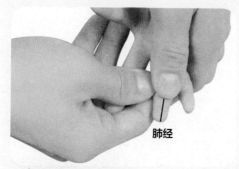

肺经

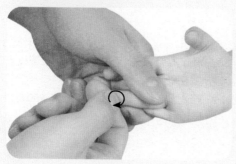

第三步 摩腹

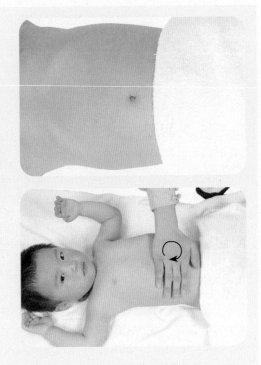

找对位置

腹部中间，肚脐周围。

操作方法

用手掌或食指、中指、无名指三指并拢按在腹部轻轻地摩动，逆时针或顺时针方向交替摩2~5分钟。

按摩要领

用力要轻柔适当，速度宜均匀协调，频率为每分钟120~160次。指摩可稍轻快，掌摩可稍重缓。

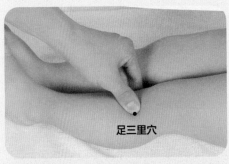

足三里穴

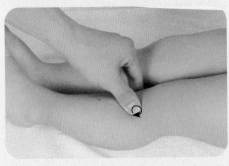

第四步 按揉足三里穴

找对位置

在小腿外侧，膝关节外侧凹陷下3寸，胫骨旁开1寸处。

操作方法

先用拇指指端或指腹在足三里穴上用力往下按压，称按足三里；再用拇指指腹在足三里穴上按顺时针方向揉，称揉足三里。如此交替按揉1分钟。

按摩要领

按法操作时，应该逐渐用力，不要突然或过于用力；揉法操作时，用力应轻柔而均匀，手指不要离开接触的皮肤。频率为每分钟120~250次。

第五步 按揉肺俞穴

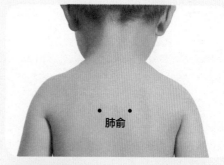

找对位置

第三胸椎棘突下，旁开1.5寸处，左右各有一穴。

操作方法

先用双手拇指指端或指腹在左右肺俞穴上用力往下按压，然后按顺时针或逆时针方向旋转揉动。如此交替按揉1分钟。

按摩要领

按法操作时，要逐渐用力，向下掀压；揉法操作时，用力应轻柔而均匀，手指不要离开接触的皮肤。频率为每分钟120~250次。

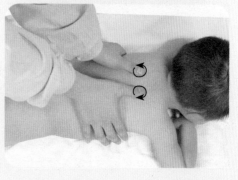

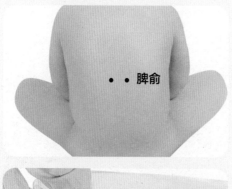

第六步 按揉脾俞穴

找对位置

第十一胸椎棘突下，旁开1.5寸处，左右各有一穴。

操作方法

用双手拇指指端或指腹分别点按两侧的脾俞穴，用力往下按压，然后用手指轻轻地按顺时针或逆时针方向旋转揉动。如此交替按揉1分钟。

按摩要领

按法操作时，要逐渐用力，不要突然或过于用力；揉法操作时，用力应轻柔而均匀，手指不要离开接触的皮肤。频率为每分钟120~250次。

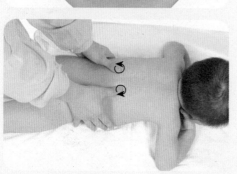

第七步 按揉胃俞穴

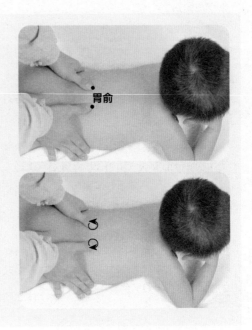

胃俞

找对位置

在第十二胸椎棘突下，旁开1.5寸处，左右各有一穴。

操作方法

用双手拇指指端或指腹在宝宝的两侧胃俞穴上按压，然后按顺时针或逆时针方向旋转按揉，称按揉胃俞。按揉1分钟。

按摩要领

按法操作时，拇指要伸直，按压时应垂直用力，缓力按之，渐由轻而重，频起频按，不离其位；揉法操作时，用力应轻柔而均匀，手指不要离开接触的皮肤。频率为每分钟120~250次。

▷ 随症加减：肾气亏虚型

肾气亏虚型过敏性鼻炎的症状为经常鼻痒、鼻塞不通、喷嚏连作、清涕难敛，早上和晚上容易发病，常伴有神疲乏力、畏寒肢冷、头晕耳鸣、腰膝酸软等。治疗时要在基础按摩疗法上增加以下手法。

第一步 补肾经

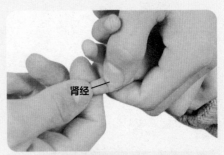

肾经

找对位置

小指末节螺纹面。

操作方法

用拇指指腹在宝宝的小指末节螺纹面向指尖方向做直线推动，称为补肾经。推200次。

按摩要领

用力宜柔和均匀，推动时要有节律。频率为每分钟120~250次。

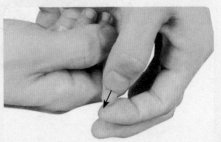

第二步 补脾经

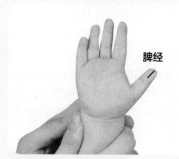

脾经

找对位置

拇指末节螺纹面。

操作方法

旋推或将宝宝拇指略弯曲，用拇指指腹在宝宝的拇指桡侧面由指尖推向指根。推300次。

按摩要领

用力宜柔和均匀，推动时要有节律。频率为每分钟120~200次。此处一定要注意推动的方向，方向错了疗效就不一样了。

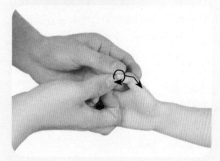

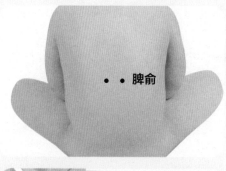

脾俞

第三步 按揉脾俞穴

找对位置

第十一胸椎棘突下，旁开1.5寸，左右各有一穴。

操作方法

先用双手拇指指端或指腹分别置于两侧的脾俞穴，用力往下按压，然后用手指轻轻地按顺时针或逆时针方向旋转揉动。如此交替按揉1分钟。

按摩要领

按法操作时，要逐渐用力，不要突然或过于用力；揉法操作时，用力应轻柔而均匀，手指不要离开接触的皮肤。频率为每分钟120~250次。

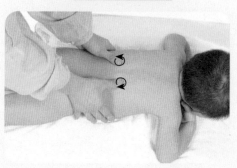

第四步 按揉肾俞穴

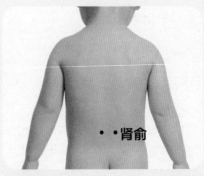

找对位置

在第二腰椎（找到宝宝的髋骨，也就是叉腰摸到的骨头，髋骨高点连线与脊柱相交的地方是第四腰椎，往上倒数两节就是第二腰椎）棘突下，旁开1.5寸处，左右各有一穴。

操作方法

先用双手拇指指端或指腹或手掌在肾俞穴上用力按压，然后按顺时针或逆时针方向旋转揉动。如此交替按揉1分钟。

按摩要领

按法操作时，要逐渐用力，不能突然或过于用力；揉法操作时，用力应轻柔而深透，手指不要离开接触的皮肤。频率为每分钟120~250次。

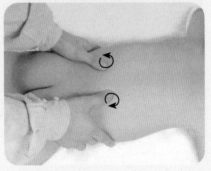

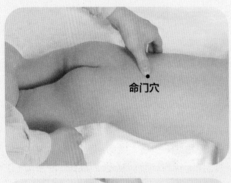

第五步 横擦命门穴

找对位置

位于背部正中线上，第二腰椎棘突下方。

操作方法

用手掌根在此穴位上做横向来回摩擦，以透热为度。

按摩要领

擦法操作时，着力部位紧贴皮肤，不能强用压力，以免擦伤皮肤；摩擦时要直线往返，用力要稳，动作要均匀连续。

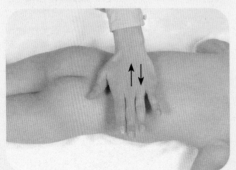

慢性鼻炎的按摩疗法
疏通宝宝的鼻腔

宝宝怎么了？

宝宝常常"扑哧扑哧"地吸鼻子，妈妈还以为宝宝身子弱又感冒了。但是宝宝总是这样，妈妈既纳闷又着急。

专家有话说！

慢性鼻炎是一种常见、发病率高、以鼻塞为主要症状的呼吸道疾病。慢性鼻炎分为单纯性鼻炎和肥厚性鼻炎两种，发病原因很多，多由急性鼻炎演变而来。如果气温突然变化、空气过于干燥、室内通风不良、空气污染导致粉尘烟雾多，或者受到有害气体的长期刺激都会使宝宝患上鼻炎。

鼻炎最常见的症状就是鼻塞流涕。运动出汗的时候鼻子就通畅无阻，一旦静坐或遇冷鼻塞就会出现或加重。鼻涕通常会很多，常为黏液状，还可能伴有头痛、头昏，严重时嗅觉失灵。

爸爸妈妈巧应对！

西医对于慢性鼻炎的治疗目前以消炎为主，因此采用西医的办法一般很难彻底治愈，常常是暂时好了，感冒或遇寒就复发，宝宝长期吸着鼻子，难受极了。宝宝经络按摩对于治疗宝宝慢性鼻炎有很显著的疗效。只要采用基础的经络按摩疗法，再根据宝宝的具体病情随证添加其他手法，坚持每天给宝宝按摩，1个月左右，慢性鼻炎就会痊愈，且一般都不会复发！

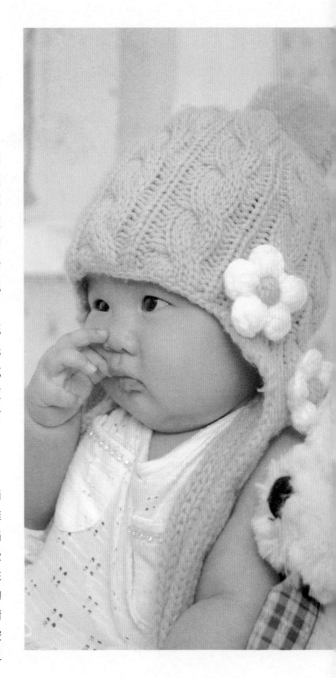

慢性鼻炎的基础按摩疗法

中医按照发病的原因，将慢性鼻炎分为风寒型、风热型、肝胆实热型三种。以下是三种类型都适用的基础按摩手法。

第一步 开天门

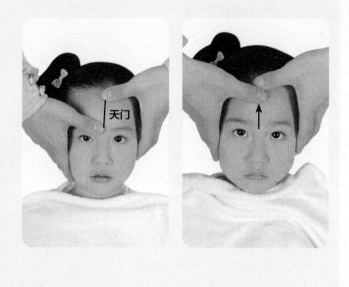

找对位置

两眉头连线中点至前发际成一条直线，也就是额头的正中线，称为天门。

操作方法

用双手拇指自下而上交替直线推动，称开天门，又称推攒竹。推30次。

按摩要领

用力宜柔和均匀，推动时要有节律。频率为每分钟120~250次。

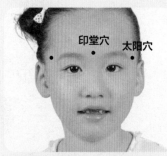

第二步 从印堂分推至太阳穴

找对位置

印堂在眉心，即两眉头连线的中点。太阳穴在眉梢与眼角延长线相交处，眉后按之凹陷处。

操作方法

用双手拇指从宝宝的印堂穴开始，沿着眼眶分推至两侧的太阳穴。分推15~20次。

按摩要领

推动时，拇指要不浮不滞，用力要均匀。频率一般为每分钟100次。

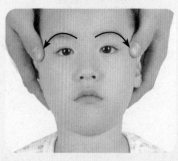

第三步 按揉太阳穴

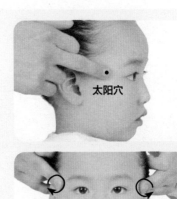

找对位置

眉梢与眼角延长线相交处，眉后按之凹陷处。

操作方法

以拇指或中指指端按压在太阳穴上，继而按顺时针或逆时针方向揉动，称为按揉太阳穴。反复操作1分钟。

按摩要领

按法操作时，要逐渐用力，不能突然或过于用力；揉法操作时，用力应轻柔而均匀。频率为每分钟120~250次。

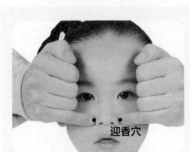

第四步 按揉迎香穴

找对位置

位于鼻唇沟中，鼻翼外缘旁开0.5寸处。

操作方法

用双手食指或中指分别按于鼻翼两侧的迎香穴上，用力按压揉动。按揉1~3分钟。

按摩要领

按压时，不宜太过用力；揉动时，用力应当均匀柔和。频率为每分钟120~200次。

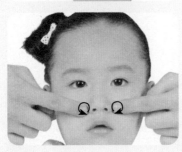

第五步 搓擦鼻子两侧

用食指指腹在鼻子两侧快速搓擦，以局部产生灼热感为度。

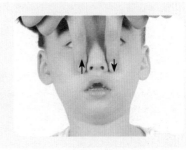

第六步 按揉合谷穴

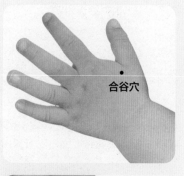

合谷穴

找对位置

位于虎口部，第一、第二掌骨间凹陷中。

操作方法

先用拇指或食指指腹在宝宝的合谷穴上用力往下按压，然后按顺时针或逆时针方向旋转揉动，称为揉合谷。交替按揉两侧合谷穴1~3分钟。

按摩要领

按法操作时，要逐渐用力，不要突然或过于用力；揉法操作时，用力应轻柔而均匀，手指不要离开接触的皮肤。频率为每分钟120~250次。

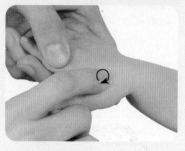

▷ 随症加减：风寒型

风寒型慢性鼻炎的症状表现为鼻塞严重、流涕色白清稀、恶寒发热、无汗、头疼身痛。治疗时要在基础按摩疗法上增加以下手法。

第一步 推三关

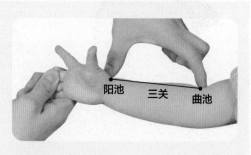

阳池　三关　曲池

找对位置

位于前臂桡侧（拇指侧），自腕横纹处阳池至肘横纹处曲池成一条直线。

操作方法

用拇指侧面或食、中指指腹自腕推向肘，称推三关。推300次。

按摩要领

用力宜柔和均匀，推动时要有节律。频率为每分钟80~200次。此处注意推的方向是从腕到肘，千万不要反方向操作！

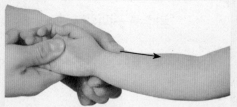

第二步 清肺经

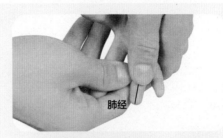

肺经

找对位置

无名指末节螺纹面。

操作方法

以拇指侧面或指腹在宝宝的无名指末节指纹上向
指根方向做直线推动。推100次。

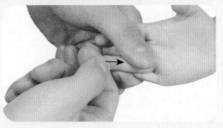

按摩要领

用力宜柔和均匀，推动时要有节律。频率为每分
钟120~250次。此处一定要注意推动的方向，方
向错了治疗效果可就不一样了！

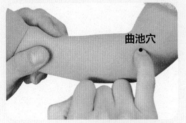

曲池穴

第三步 按揉曲池穴

找对位置

屈肘，位于桡侧肘横纹头与肱骨外上髁连线中点处。

操作方法

用拇指指端或指腹在曲池穴上按压，继而用拇指指腹或指
端在此穴上按顺时针方向旋转揉动，称为按揉曲池。交替
按揉1分钟。

按摩要领

按法操作时，应该逐渐用力，不要突然或过于用力；揉法
操作时，用力应轻柔而均匀，手指不要离开接触的皮肤。
频率为每分钟120~250次。

第四步 推脊柱两侧膀胱经

在背部，膀胱经在后正中线旁开0.5寸和
1.5寸处循行，用双手拇指直推宝宝脊柱
两侧的肌肉组织，以透热为度。

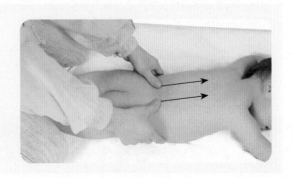

第五步 点揉大椎穴

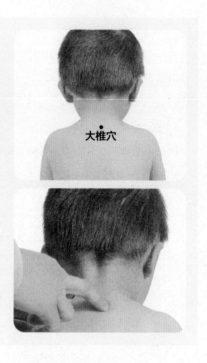

大椎穴

找对位置

低头时，颈部突出最高处为第七颈椎棘突，下面的凹陷处即为大椎穴。

操作方法

用手指指端垂直在大椎穴上点压，继而用指腹按揉，称点揉大椎穴。点揉1分钟。

按摩要领

点法刺激性较强，不宜多用，操作时用力宜缓，注意不要点破皮肤；揉法操作时，用力应轻柔而均匀，不要在皮肤上摩擦。频率为每分钟120~250次。

▷ 随症加减：风热型

风热型慢性鼻炎症状表现为鼻塞不利、嗅觉失灵、口鼻气热、流涕色黄而稠、发热恶风、有汗口渴、时有咳嗽。治疗时要在基础按摩疗法上增加以下手法。

第一步 清肺经

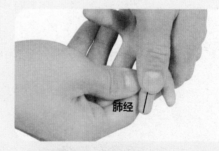

肺经

找对位置

无名指末节螺纹面。

操作方法

以拇指侧面或指腹在宝宝的无名指末节指纹上向指根方向做直线推动。推200次。

按摩要领

用力宜柔和均匀，推动时要有节律。频率为每分钟120~250次。要注意推动的方向，方向错了治疗效果就不一样了。

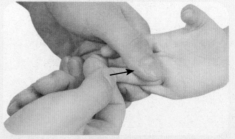

第二步 清天河水

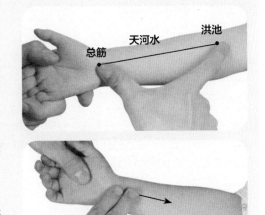

找对位置

前臂内侧正中，自腕横纹中央的总筋至肘横纹中央的洪池成一条直线。

操作方法

用食指、中指二指指腹自腕推向肘部，称推天河水或清天河水。推100次。

按摩要领

用力宜柔和均匀，推动时要有节律。频率为每分钟100~150次。推的方向必须是从腕到肘，不可反方向操作！

第三步 按揉风府穴

找对位置

位于脑后发际正中直上1寸，枕外隆凸直下，两侧斜方肌之间凹陷处。

操作方法

宝宝取坐位，施术者一手扶持宝宝额头，另一手用大拇指指腹在风府穴用力往下按压，继而按顺时针方向旋转按揉，称为按揉风府穴。按揉1分钟。

按摩要领

按法操作时，应该逐渐用力，不要突然或过于用力；揉法操作时，用力应轻柔而均匀，手指不要离开接触的皮肤。频率为每分钟120~250次。

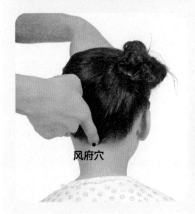

风府穴

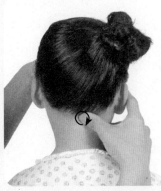

第四步 按揉曲池穴

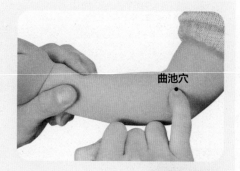

找对位置

屈肘，位于桡侧肘横纹头与肱骨外上髁中点处。

操作方法

用拇指指端或指腹在曲池穴上按压，继而用拇指指腹或指端在此穴上按顺时针方向旋转揉动，称为按揉曲池。交替按揉1分钟。

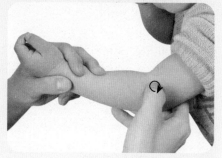

按摩要领

按法操作时，应该逐渐用力，不要突然或过于用力；揉法操作时，用力应轻柔而均匀，手指不要离开接触的皮肤。频率为每分钟120~250次。

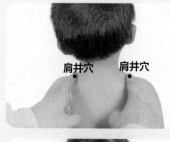

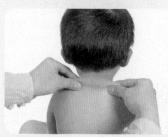

第五步 拿肩井穴

找对位置

大椎穴在低头时颈部突出最高处（第七颈椎棘突）下的凹陷处。肩井在肩部筋肉处，位于大椎穴与肩峰连线之中点。

操作方法

以拇指与食指、中指二指指腹相对用力提拿肩井穴处皮肤，称拿肩井。拿5~10次。

按摩要领

操作时，拇指和其他手指用力应协调一致，动作要轻巧灵活、缓和连续、由轻渐重，忌突然用力。频率为每分钟80~100次。

▶ 随症加减：肝胆实热型

如果宝宝的发病症状表现为鼻塞、鼻涕黄浊黏稠且有臭味、嗅觉差、头痛、心烦不安、头晕耳鸣和口苦胁痛等，则属于肝胆实热型慢性鼻炎。治疗时要在基础按摩疗法上增加以下手法。

第一步 清肝经

找对位置

食指末节螺纹面。

操作方法

用拇指指腹或侧面从宝宝的食指末节螺纹面向指根方向直推，称清肝经。推300次。

按摩要领

用力宜柔和均匀，推动时要有节律。频率为每分钟120~250次。肝经一般宜清不宜补，若要补可用补肾经代替。因此，一定要注意推动的方向，方向弄错了治疗效果就不一样了！

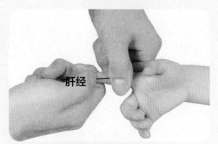

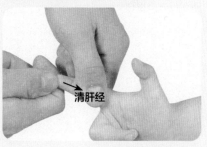

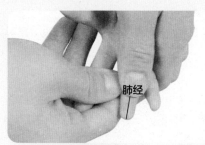

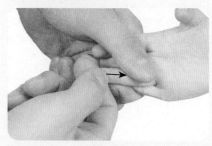

第二步 清肺经

找对位置

无名指末节螺纹面。

操作方法

以拇指侧面或指腹在宝宝的无名指末节指纹上向指根方向做直线推动。推300次。

按摩要领

用力宜柔和均匀，推动时要有节律。频率为每分钟120~250次。此处一定要注意推动的方向，方向错了治疗效果就不一样了！

第三步 清天河水

找对位置

前臂内侧正中，自腕横纹正中心的总筋至肘横纹正中的洪池成一条直线。

操作方法

用食指、中指二指指腹自腕推向肘部，称推天河水或清天河水。推300次。

按摩要领

用力宜柔和均匀，推动时要有节律。频率为每分钟100~150次。推的方向必须是从腕到肘，不可反方向操作！

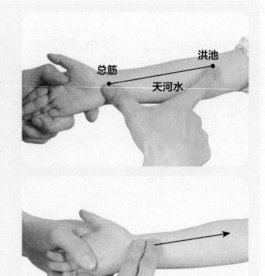

第四步 揉总筋穴

找对位置

位于掌侧，腕横纹中点，两条肌腱之间，正对中指处。

操作方法

用拇指或中指指腹按压揉动总筋穴，称为揉总筋。操作100次。

按摩要领

按压时，不要突然或过于用力；揉动时，用力要均匀柔和、有节奏。频率为每分钟120~250次。

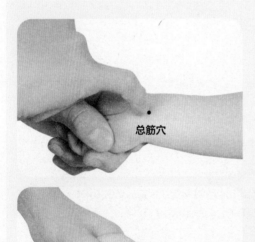

第五步 按揉太冲穴

找对位置

位于脚背部第一、第二跖骨结合部前方的凹陷处。左右脚各有一穴。

操作方法

用拇指指腹按揉太冲穴，会有酸、胀、痛的感觉。左右各揉按1分钟，先左后右。

按摩要领

用拇指由下往上掀按，应逐渐用力，不要突然或过于用力；揉动时，用力宜柔和均匀，手指不要离开接触的皮肤。频率为每分钟120~250次。

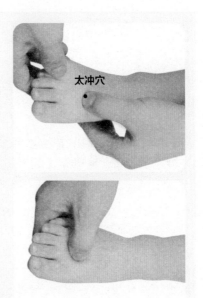

第六步 按揉三阴交穴

找对位置

位于足内踝上3寸处。

操作方法

用拇指或食指指腹在宝宝的三阴交穴上用力按压，然后按顺时针方向旋转揉动，称为按揉三阴交。交替按揉1分钟。

按摩要领

按法操作时，拇指要伸直，按压时应垂直用力，宜缓力按之，由轻渐重，频起频按，不离其位；揉法操作时，用力应轻柔而均匀，手指不要离开接触的皮肤。频率为每分钟120~250次。

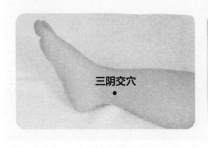

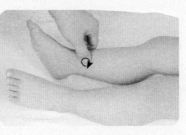

第七步 推擦涌泉

找对位置

位于足掌心前1/3与2/3交界处"人"字凹陷中,属足少阴肾经。

操作方法

用拇指指腹从宝宝涌泉穴开始向足趾方向推,称推涌泉;用手掌面、大小鱼际部分在涌泉穴上来回擦摩,称擦涌泉。推擦20次。

按摩要领

推法操作时,指下要不浮不滞,用力要均匀一致;擦法操作时,着力部位紧贴皮肤,不能强用压力,以免擦伤皮肤,宜直线往返,用力要稳,动作要均匀连续。频率为每分钟100次。

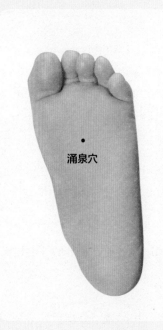

涌泉穴

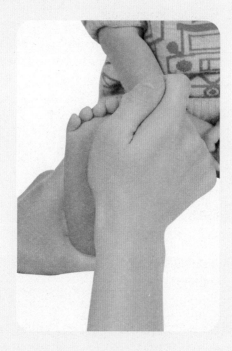

牙痛的按摩疗法
做宝宝最好的牙医

宝宝怎么了?

　　宝宝才4岁，可是居然闹起牙痛来了，一整夜一整夜地睡不着，又哭又闹。妈妈可心疼了，恨不得牙痛的是自己。

专家有话说!

　　牙痛是指牙齿因某种原因引起的牙周组织及神经疼痛，痛时往往伴有不同程度的牙龈肿胀。牙痛形成的原因很多，除了常见的龋齿外，急性根尖周围炎、牙周炎、牙龈炎、牙本质过敏等，均可能导致牙痛发生。中医认为外感风寒、风热、脾胃有热、郁而化火及肾气虚弱、虚火上炎等因素都会导致牙痛。

　　牙痛患者每遇冷、热、酸和甜等刺激，牙痛就会加剧，还会伴有心烦不宁、神疲倦怠、懒言和厌食等症状。

　　许多宝宝因为喜欢吃零食（特别是嗜食甜食）、临睡前进食，甚至含着糖睡觉等，从而引发龋齿或其他牙周炎症而造成牙痛。

爸爸妈妈巧应对!

　　患过牙痛的人都知道牙痛的滋味有多难受，对于承受力很弱的宝宝来说，就更是痛苦了。宝宝常会大哭大闹，什么办法都不能制止。这时候家长通常会带宝宝到医院拔牙或者用药物消炎。其实，宝宝牙痛了，爸爸妈妈可以成为宝宝最好的牙医——使用经络按摩疗法，通过散寒清热或补虚泻实来治疗。

　　此外，在日常生活中，家长要经常督促自己的宝宝注意口腔卫生、按时刷牙，饭后一定要漱口。

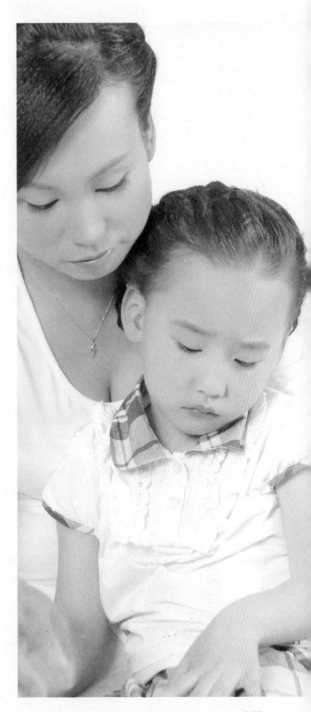

▷ 牙痛的基础按摩疗法

中医将牙痛分为风热牙痛、风寒牙痛这两种类型。以下是适用于这两种类型的基础经络按摩手法。

第一步 拿风池穴

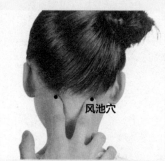

找对位置

耳后枕骨粗隆下缘胸锁乳突肌与斜方肌之间，颅底凹陷当中。

操作方法

以拇指指端与食指、中指二指指端相对用力提拿两侧风池穴。拿1分钟。

按摩要领

拇指和其他手指用力应协调一致，动作要轻巧灵活、缓和连续、由轻渐重，忌突然用力。频率为每分钟80~100次。

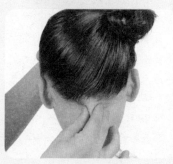

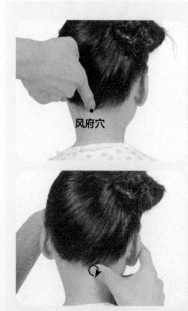

第二步 按揉风府穴

找对位置

位于脑后发际正中直上1寸，枕外隆凸直下，两侧斜方肌之间凹陷处。

操作方法

宝宝取坐位，施术者一手扶持宝宝额头，另一手用大拇指指腹用力往下按压，继而按顺时针方向旋转按揉。如此交替按揉1分钟。

按摩要领

按法操作时，应该逐渐用力，不要突然或过于用力；揉法操作时，用力应轻柔而均匀，手指不要离开接触的皮肤。频率为每分钟120~250次。

第三步 按揉合谷穴

找对位置

位于虎口，第一、第二掌骨间凹陷中。

操作方法

用拇指或食指指端在宝宝的合谷穴上用力往下按压，然后用拇指或食指指腹在合谷穴上按顺时针或逆时针方向旋转揉动。如此交替按揉1~3分钟。

按摩要领

按法操作时，要逐渐用力，不要突然或过于用力；揉法操作时，用力应轻柔而均匀，手指不要离开接触的皮肤。频率为每分钟120~250次。

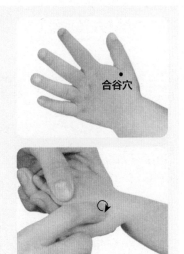

第四步 按揉内庭穴

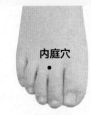

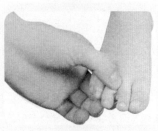

找对位置

位于足背第二、第三趾间趾蹼缘后方赤白肉际处。

操作方法

施术者弯曲大拇指，用指端在宝宝的内庭穴上按压，然后揉动。左右各揉按1~3分钟，早晚各按揉一次，先左脚后右脚。

按摩要领

按法操作时，要逐渐用力，不要突然或过于用力；揉法操作时，用力应轻柔而均匀，手指不要离开接触的皮肤。频率为每分钟120~250次。

第五步 按压缺盆穴

找对位置

位于人体的锁骨上窝中央，距前正中线4寸处，左右各有一穴。

操作方法

用双手拇指指端在宝宝的双侧缺盆穴上用力往下按压1分钟。

按摩要领

按压时要蓄力于拇指，逐渐用力，向下按压，不能突然或过于用力。

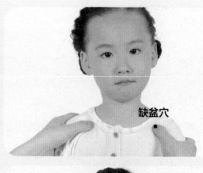

缺盆穴

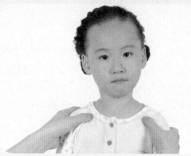

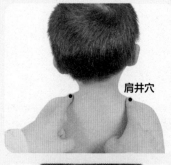

肩井穴

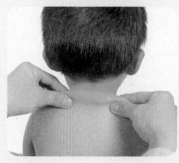

第六步 拿肩井穴

找对位置

肩井穴在大椎穴在低头时颈部突出最高处（第七颈椎棘突）下的凹陷处。大椎与肩峰连线之中点，肩部筋肉处。

操作方法

以拇指指端与食指、中指二指指端对称用力提拿两侧肩井穴，称拿肩井。拿3~5次。

按摩要领

操作时，拇指和其他手指用力应协调一致，动作要轻巧灵活、缓和连续、由轻渐重，忌突然用力。频率为每分钟80~100次。

▶随症加减：风热牙痛

风热型牙痛症状表现为牙齿胀痛、受热或吃辛辣食物后疼痛加重，患处遇冷则痛减，牙龈红肿、不能咀嚼食物，或腮肿而热、口渴等。治疗时要在基础按摩疗法上增加以下手法。

第一步 按揉太阳穴

找对位置

眉梢与眼角延长线相交处，眉后按之凹陷处。

操作方法

以双手拇指或中指指腹按压在太阳穴上，然后按顺时针或逆时针方向揉动。反复交替按揉1分钟。

按摩要领

按法操作时，要逐渐用力，不能突然或过于用力；揉法操作时，用力应轻柔而均匀，频率为每分钟120~250次。

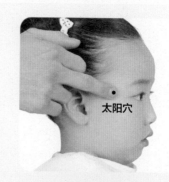
太阳穴

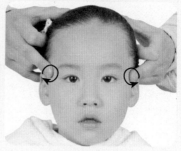

第二步 按揉曲池穴

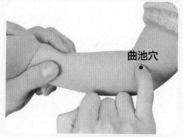
曲池穴

找对位置

屈肘，位于桡侧肘横纹头与肱骨外上髁连线中点处。

操作方法

用拇指指端或指腹在曲池穴上按压，然后按顺时针方向旋转揉动。如此交替按揉1分钟。

按摩要领

按法操作时，应该逐渐用力，不要突然或过于用力；揉法操作时，用力应轻柔而均匀，手指不要离开接触的皮肤。频率为每分钟120~250次。

第三步 平擦背部

用掌根平擦宝宝背部1~3分钟。

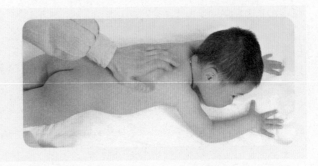

▶随症加减：风寒牙痛

如果宝宝牙龈疼痛，刚开始时只是轻微的痛，然后越来越痛，喜欢热饮，遇风或饮冷疼痛会加剧，口也不渴等，则属于风寒型牙痛，治疗时要在基础按摩疗法上增加以下手法。

第一步 拿揉、摩擦上下肢

用双手拿揉宝宝上下肢的肌肉，并且摩擦上下肢皮肤3~5次。

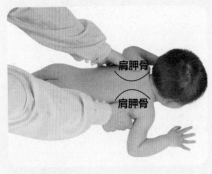

肩胛骨

肩胛骨

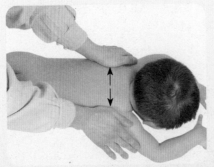

第二步 分推肩胛骨

找对位置

肩胛骨也叫胛骨、琵琶骨，位于胸廓的后面，介于第二肋至第七肋之间，是三角形扁骨。

操作方法

以双手大鱼际或掌根用分推法在宝宝两侧肩胛骨上操作。操作100次。

按摩要领

分推法操作时，一般须使用爽身粉或滑石粉，推动时大鱼际或掌根要紧贴肩胛骨部位，不要左右偏移，同时要注意轻重缓急。频率一般为每分钟80次。

生活调理

　　牙疾不仅让宝宝饱受折磨，而且还会影响美观。因此，爸爸妈妈应该引导宝宝养成爱护牙齿、讲究口腔卫生的好习惯，以预防龋齿或其他牙疾。对于患牙痛的宝宝，在日常生活中，家长要注意以下的护理事项：

❶ **注意清理宝宝的口腔和牙齿** / 对于1~2岁的牙痛宝宝，可以用消过毒或煮沸的纱布，蘸取洁净的温开水轻轻地擦拭宝宝口腔两侧的黏膜、牙床及已经萌出的牙齿。坚持每次饭后、睡前各一次。两岁以上的宝宝，除了用上述方法之外，还应该教会宝宝用淡盐水或温开水练习漱口、刷牙，坚持每次饭后、睡前各一次。

❷ **定期检查宝宝的牙齿** / 每隔一段时间，就要看看宝宝的牙齿表面有没有黑点或小洞。每半年要带宝宝去医院检查牙齿的生长和健康情况。

❸ **培养宝宝良好的饮食习惯** / 纠正宝宝不良的饮食习惯，临睡前不要给宝宝吃零食。已经长牙的宝宝，最好不要让其含着乳头、吃着奶睡觉。

❹ **注意给宝宝补钙** / 多给宝宝吃含钙量高的海产品，可以保护宝宝的牙齿。

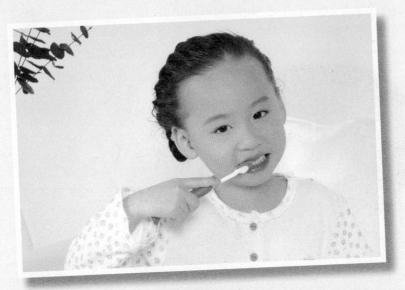

对于两岁以上的宝宝，家长要引导其养成饭后、睡前刷牙的好习惯。

中耳炎的按摩疗法
告别耳朵炎症的困扰

宝宝怎么了？

宝宝最近不肯吃奶了，夜间常常啼哭，还时不时抓耳朵，不知道是不是宝宝的耳朵出现问题了。

专家有话说！

中耳炎是宝宝最为常见的耳病。如果宝宝出现不肯吃奶、夜间啼哭、抓耳朵、耳内流脓水等症状，家长就应该想到宝宝可能患上了中耳炎。中耳炎发病时，较小的宝宝常表现为啼哭不止、抓耳摇头，或从睡眠中惊醒、哭闹不安，病情严重时还会出现高热惊厥，较大的宝宝会喊叫耳痛。一旦中耳炎转为慢性，宝宝的耳朵就会反复流脓、鼓膜穿孔，宝宝的听力也会减退，严重者会导致耳聋。

现代医学认为宝宝的咽鼓管短、宽而平直，容易被细菌侵入，从而引起炎症。

爸爸妈妈巧应对！

由于中耳炎的危害非常大，严重者会导致宝宝失去听力，因此爸爸妈妈在平时应该注意预防，注意保护好宝宝的耳朵。如果确认宝宝得了中耳炎，家长也不必过于惊慌，应该先送宝宝到医院接受诊治，并遵照医嘱，按时打针吃药，同时采用按摩疗法辅助治疗。

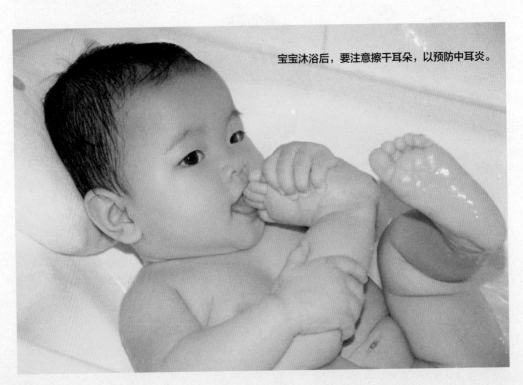

宝宝沐浴后，要注意擦干耳朵，以预防中耳炎。

▶ 中耳炎的基础按摩疗法

中医认为中耳炎主要是由风热侵袭、肝胆湿热或肝肾阴虚而引起的，以下是治疗中耳炎的基础按摩手法。

第一步 清大肠经

找对位置
食指桡侧（近拇指一侧）缘，自指尖至虎口（食指与拇指在手掌部衔接处）成一条直线。

操作方法
施术者用拇指侧面或指腹在宝宝食指桡侧面向指根方向推，称清大肠经。推100次。

按摩要领
用力宜柔和均匀，推动时要有节律。频率为每分钟120~250次。此处一定要注意推动的方向，不要弄反了！

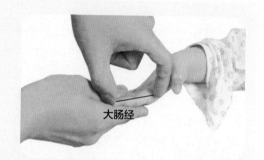

大肠经

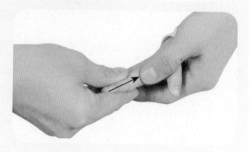

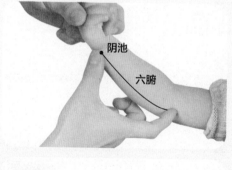

阴池

六腑

第二步 退六腑

找对位置
在前臂尺侧（小指侧），自肘关节肱骨处上髁至腕横纹处的阴池成一条直线。

操作方法
用拇指或食指、中指指腹自肘向腕做直线推动，称退六腑，又称推六腑。推100次。

按摩要领
用力宜柔和均匀，推动时要有节律。频率为每分钟100~200次。方向一定是从肘到腕，不可反方向操作！

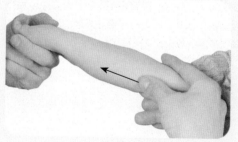

第三步 清天河水

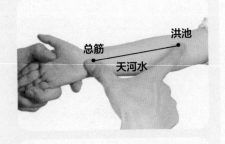

找对位置

前臂内侧正中，自腕横纹中央的总筋至肘横纹中央的
洪池成一条直线。

操作方法

用食指、中指二指指腹自腕推向肘部，称推天河水或
清天河水。推200次。

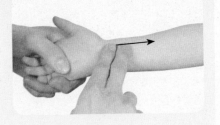

按摩要领

用力宜柔和均匀，推动时要有节律。频率为每分钟
100~150次。推的方向一定是从腕到肘，不可反方向
操作！

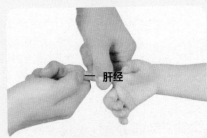

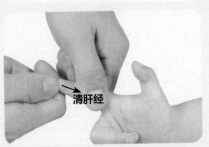

第四步 清肝经

找对位置

食指末节螺纹面。

操作方法

用拇指指腹或侧面从宝宝的食指末节螺纹面向指根
方向直推，称清肝经。推100次。

按摩要领

用力宜柔和均匀，推动时要有节律。频率为每分钟
120~250次。肝经一般宜清不宜补，若要补可用补
肾经代替。因此，此处一定要注意推动的方向，方
向弄错了治疗效果就不一样了！

第五步 补肾经

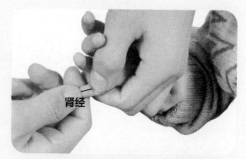

肾经

找对位置

小指末节螺纹面。

操作方法

用拇指在宝宝的小指末节螺纹面向指尖方向做
直线推动，称为补肾经。推300次。

按摩要领

用力宜柔和均匀，推动时要有节律。频率为每
分钟150~250次。

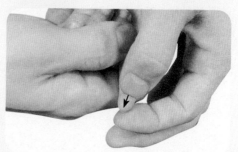

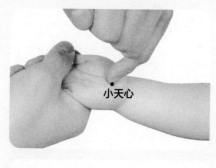

小天心

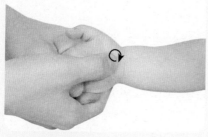

第六步 揉小天心穴

找对位置

位于掌根大、小鱼际交接处凹陷中，又叫鱼际交。

操作方法

用拇指或中指在宝宝的小天心上按顺时针或逆时针
揉动，称揉小天心。揉300次。

按摩要领

揉法操作时，用力应轻柔而均匀，手指不要离开接
触的皮肤。频率为每分钟120~250次。

第七步 按揉风池穴

找对位置

位于颈后枕骨粗隆下缘胸锁乳突肌与斜方肌之间，颅底凹陷当中。

操作方法

用拇指在两侧风池穴按压，然后按顺时针或逆时针方向旋转揉动。如此交替按揉1分钟。

按摩要领

拇指和其他手指用力应协调一致，动作要轻巧灵活、缓和连续、由轻渐重，忌突然用力。频率为每分钟80~100次。

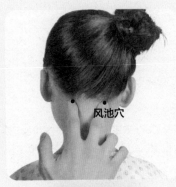

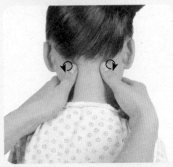

第八步 按揉外关穴

找对位置

位于腕背横纹正中直上2寸，桡尺骨之间凹陷中。

操作方法

用拇指指端在此穴上按压及旋转揉动，称按揉外关。交替按揉1分钟。

按摩要领

按法操作时，拇指要伸直，按压时应垂直用力，缓力按之，由轻渐重，频起频按，不离其位；揉法操作时，用力应轻柔而均匀，手指不要离开接触的皮肤。频率为每分钟120~250次。

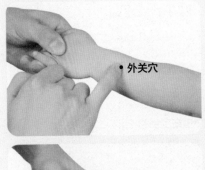

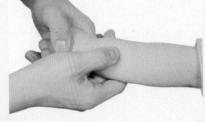

第九步 按揉三阴交穴

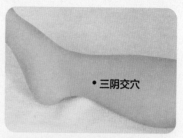

• 三阴交穴

找对位置

位于足内踝上3寸处。

操作方法

用拇指或食指在宝宝的三阴交穴上按压，然后按顺时针方向旋转揉动。交替按揉1分钟。

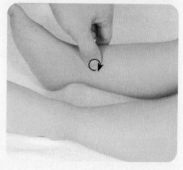

按摩要领

按法操作时，拇指要伸直，按压时应垂直用力，宜缓力按之，由轻渐重，频起频按，不离其位；揉法操作时，用力应轻柔而均匀，手指不要离开接触的皮肤。频率为每分钟120~250次。

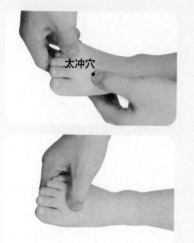

太冲穴

第十步 掐太冲穴

找对位置

位于脚背部第一、第二跖骨结合部之前凹陷处，左右脚各有一穴。

操作方法

用大拇指指端垂直用力掐压该穴，称掐太冲穴。掐15~20秒钟。

按摩要领

掐法操作应逐渐用力，忌粗暴用力。

第十一步 擦肩、背、腰、骶部的肌肉

让宝宝仰卧，用单掌掌根从上向下直擦宝宝的肩、背、腰、骶部的肌肉组织，反复擦至透热为度。

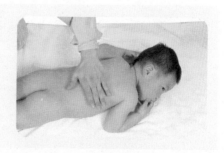

▶随症加减：风热侵袭型

风热侵袭型中耳炎多见于急性中耳炎，初起症状为耳痛较轻，继而加重，宝宝会感觉到跳痛或针刺样痛，伴有发热、恶寒、头痛、周身不适。治疗时要在基础按摩疗法上增加以下手法。

第一步 清肺经

找对位置

无名指末节螺纹面。

操作方法

以拇指侧面或指腹在无名指末节指纹上向指根方向做直线推动，推300次。

按摩要领

用力宜柔和均匀，推动时要有节律。频率为每分钟120~250次。此处要注意推动的方向，方向错了治疗效果就不一样了！

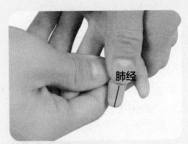

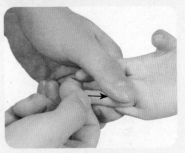

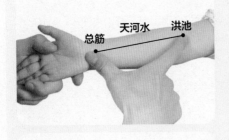

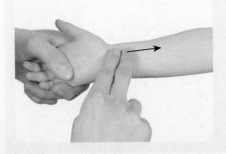

第二步 清天河水

找对位置

前臂内侧正中，自腕横纹正中央的总筋至肘横纹中央的洪池连成一条直线。

操作方法

用食指、中指二指指腹自腕推向肘部，称推天河水或清天河水。推300次。

按摩要领

用力宜柔和均匀，推动时要有节律。频率为每分钟100~150次。推的方向必须是从腕到肘，不可反方向操作哦！

第三步 清大肠经

找对位置

食指桡侧（近拇指一侧）缘，自指尖至虎口（食指与拇指在手掌部衔接处）成一条直线。

操作方法

用拇指侧面或指腹从宝宝食指桡侧面从指根往指尖方向推，称清大肠经。推100次。

按摩要领

用力宜柔和均匀，推动时要有节律。频率为每分钟120~250次。此处一定要注意推动的方向，方向错了效果就不一样了！

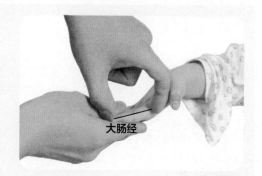

大肠经

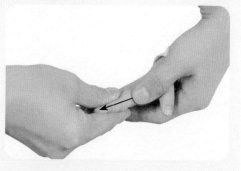

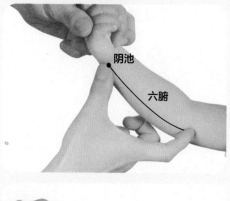

阴池

六腑

第四步 退六腑

找对位置

在前臂尺侧（小指侧），自肘关节的肱骨内上髁至腕横纹处的阴池成一条直线。

操作方法

用拇指、食指或中指指腹自肘向腕做直线推动，称退六腑，又称推六腑。推100次。

按摩要领

用力宜柔和均匀，推动时要有节律。频率为每分钟100~200次。推的方向必须是从肘到腕，不可反方向操作！

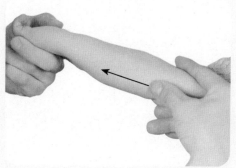

第五步 按揉合谷穴

找对位置

位于虎口，第一、第二掌骨间凹陷中。

操作方法

用拇指或中指指腹在宝宝的合谷穴上用力往下按压，然后按顺时针或逆时针方向旋转揉动。如此交替按揉1分钟。

按摩要领

按法操作时，要逐渐用力，不要突然或过于用力；揉法操作时，用力应轻柔而均匀，手指不要离开接触的皮肤。频率为每分钟120~250次。

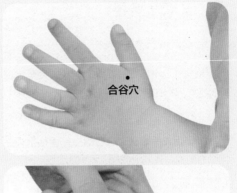

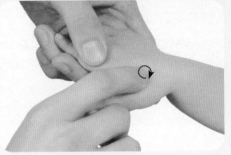

第六步 按揉曲池穴

找对位置

屈肘，位于桡侧肘横纹头与肱骨外上髁连线中点处。

操作方法

用拇指指端或指腹在曲池穴上按压，然后按顺时针方向旋转揉动。交替按揉1分钟。

按摩要领

按法操作时，应该逐渐用力，不要突然或过于用力；揉法操作时，用力应轻柔而均匀，手指不要离开接触的皮肤。频率为每分钟120~250次。

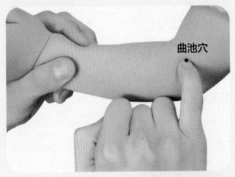

第七步 搓擦涌泉穴

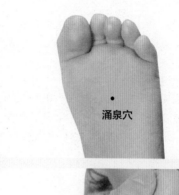

涌泉穴

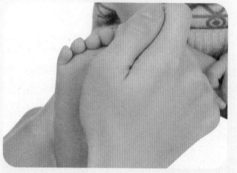

找对位置

位于足掌心前1/3与后2/3交界处"人"字凹陷中，属足少阴肾经。

操作方法

用一手抓住脚掌，并用另一只手的掌面、大小鱼际部分在涌泉穴上来回搓擦，称为搓擦涌泉。搓擦100次。

按摩要领

搓法操作时，双掌相对用力，着力部位紧贴皮肤，前后交替摩动，不能强用压力，以免擦伤皮肤，宜直线往返，用力要稳，动作要均匀、连续。频率为每分钟50次。

生活调理

　　宝宝得了中耳炎，会因为疼痛而哭闹，如果治疗不当可能会导致其听力减退甚至耳聋。所以爸爸妈妈要细心呵护患病宝宝，在日常生活中，应当注意以下的各种细节：

❶ 预防上呼吸道感染和急性传染病／由于上呼吸道感染和急性传染病都会加剧中耳炎病情，因此要积极采取预防措施，使宝宝避免患上此类疾病。

❷ 注意哺乳的姿势／妈妈给患儿哺乳的时候，不要采取平躺仰卧位，以防止乳汁倒流到宝宝耳中。

❸ 减少宝宝的活动，让其安静休息／患儿最需要休息静养，尤其是患病的新生儿。要减少对宝宝的挪动，以便减轻疼痛。宝宝鼓膜穿孔后，休息时要让其保持向患侧卧位，以便使脓汁排出。

❹ 饮食宜清淡／患有中耳炎的宝宝的饮食宜清淡少油腻，最好是既可以满足宝宝营养需要又能增进其食欲且容易消化的流质或半流质食物，以免宝宝因为咀嚼而导致耳部不适。为了补充宝宝体内的维生素，可以用苹果、葡萄等新鲜水果榨汁给宝宝喝。

近视的按摩疗法
给宝宝一双明亮的眼睛

宝宝怎么了?

宝宝今年才5岁,老嚷嚷看不清东西,爸爸带他到医院做检查,医生说宝宝得了假性近视!妈妈一听,既震惊又心痛!宝宝还这么小,怎么就近视了呢?

专家有话说!

近视,是指远视能力不好的一种眼科常见疾病,表现为远视时视物模糊、近视清楚,近视时间久了还会出现眼睛发胀、头痛、眼压高和视力疲劳等症状,通常高度近视者眼球会显得突出。

现代医学将近视分为假性近视和真性近视两种。假性近视是由于眼睛的调节功能失常所致,如看书时光线太暗、距离太近或玩游戏、看电视过多导致用眼过度等,多见于学龄期宝宝。假性近视多半能通过矫正得以恢复。真性近视又名轴性近视,是眼球的前后径比正常人长,不能通过矫正恢复正常。假性近视如果得不到有效的矫正,也会变成真性近视。

小龄宝宝患近视则可能是因为宝宝眼球发育不正常所致,这种情况下的近视通常伴随着散光,需到专业的眼科医院进行治疗。

爸爸妈妈巧应对!

一旦发现小龄宝宝有近视的现象,要积极采取治疗措施,早期的近视大多属假性近视,可以应用一些治疗法治疗。坚持良好的用眼习惯,并辅以按摩疗法,一般可纠正假性近视,就算是真性近视患者,按摩也能起到调节视力的效果。

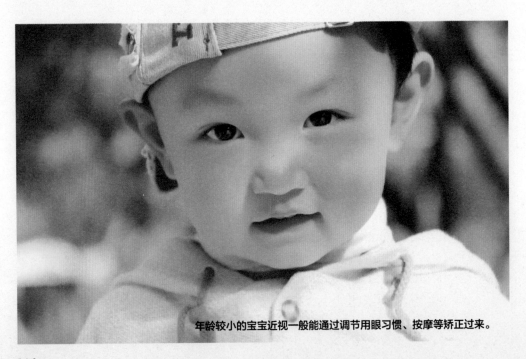

年龄较小的宝宝近视一般能通过调节用眼习惯、按摩等矫正过来。

▶ 近视的基础按摩疗法

以下是适用于治疗宝宝近视的基础按摩手法。

第一步 从印堂分推至太阳穴

找对位置

印堂在眉心，即两眉头连线的中点。太阳穴在眉梢与眼角延长线相交的地方，眉后按之凹陷处。

操作方法

用双手拇指从宝宝的印堂穴开始沿着眼眶分推至两侧的太阳穴。分推1~3分钟。

按摩要领

推动时拇指要不浮不滞，用力宜均匀。频率为每分钟100次。

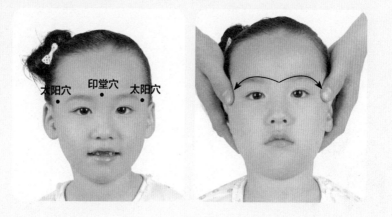

第二步 抹内眼角、下眼眶至太阳穴

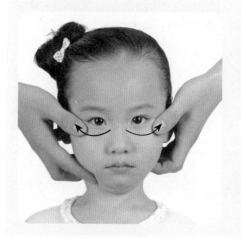

宝宝仰卧，施术者两手拇指从宝宝的内眼角经下眼眶轻抹至太阳穴，反复操作10~20次。

第三步 按揉太阳穴

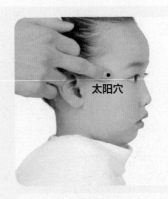

太阳穴

找对位置

眉梢与眼角延长线相交处，眉后按之凹陷处。

操作方法

以双手拇指或中指指端按压在太阳穴上，继而按顺时针或逆时针方向揉动。反复操作1分钟。

按摩要领

按法操作时，要逐渐用力，不能过于用力；揉法操作时，用力应轻柔而均匀。频率为每分钟120~250次。

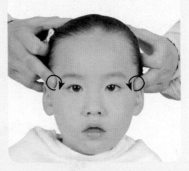

第四步 按揉攒竹穴

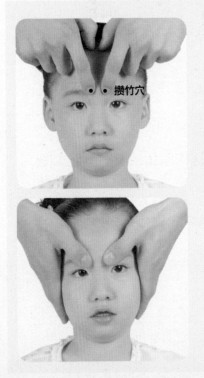

攒竹穴

找对位置

位于面部，当眉头陷中，眶上切迹处。

操作方法

宝宝取坐位或仰卧位，以食指或拇指指腹用力按压并揉动宝宝的攒竹穴，称按揉攒竹。按揉1分钟。

按摩要领

按法操作时，要逐渐用力，不能过于用力；揉法操作时，用力应轻柔而均匀。频率为每分钟120~250次。

第五步 按揉睛明穴

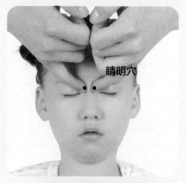

找对位置

位于目内眦角稍上方凹陷处。

操作方法

用小拇指按压此穴，继而在此穴上做旋转揉动，称按揉睛明穴。按揉1分钟。

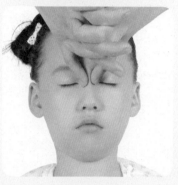

按摩要领

按法操作时，要逐渐用力，不能过于用力；揉法操作时，用力应轻柔而均匀。频率为每分钟120~250次。

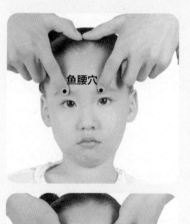

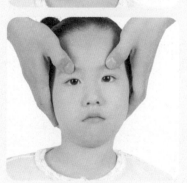

第六步 按揉鱼腰穴

找对位置

位于眉毛中点，左右各有一穴。

操作方法

宝宝取坐位或卧位，以拇指或食指指端按压并揉动宝宝的鱼腰穴，称按揉鱼腰穴。按揉1分钟。

按摩要领

按法操作时，要逐渐用力，不能过于用力；揉法操作时，用力应轻柔而均匀。频率为每分钟120~250次。

第七步 按揉四白穴

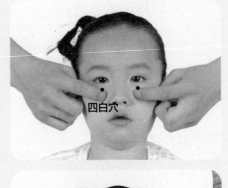

找对位置

位于面部，双眼平视时，瞳孔直下，当眶下孔凹陷处。

操作方法

用食指或中指指腹在此穴上按压并按顺时针方向旋转揉动，称按揉四白穴。按揉1分钟。

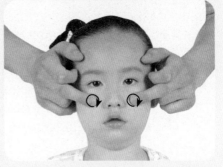

按摩要领

按法操作时，要逐渐用力，不能过于用力；揉法操作时，用力应轻柔而均匀。频率为每分钟120~250次。

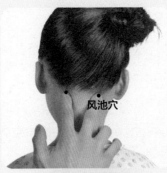

第八步 按揉风池穴

找对位置

位于颈后枕骨粗隆下缘胸锁乳突肌与斜方肌之间，颅底凹陷当中。

操作方法

用拇指和食指在两侧风池穴按压，然后按顺时针或逆时针方向揉动。如此交替按揉10~20次。

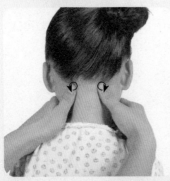

按摩要领

拇指和其他手指用力应协调一致，动作要轻巧灵活、缓和连续、由轻渐重，忌突然用力。频率为每分钟80~100次。

第九步 按揉心俞穴

找对位置

位于第五胸椎棘突下旁开1.5寸处，左右各有一穴，属于足太阳膀胱经。

操作方法

宝宝取坐位或俯卧位，用双手拇指指腹用力按压此穴，然后按顺时针或逆时针方向旋转按揉。如此交替按揉1分钟。

按摩要领

按法操作时，要逐渐用力，不能突然或过于用力；揉法操作时，用力应轻柔而均匀，手指不要离开接触的皮肤。频率为每分钟120~250次。

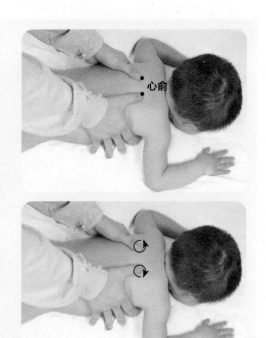

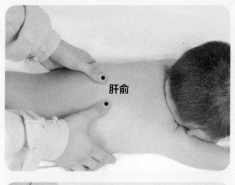

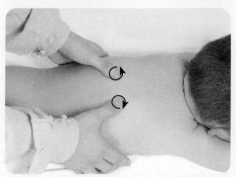

第十步 按揉肝俞穴

找对位置

第九胸椎棘突下，旁开1.5寸处，左右各一穴。

操作方法

以双手拇指分别置于宝宝左右肝俞穴位按压揉动，称按揉肝俞穴。按揉1分钟。

按摩要领

按法操作时，要逐渐用力，不能突然或过于用力；揉法操作时，用力应轻柔而均匀，手指不要离开接触的皮肤。频率为每分钟120~250次。

第十一步 按揉肾俞穴

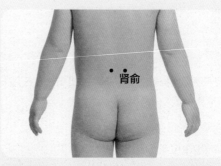

找对位置

位于第二腰椎（找到宝宝的髋骨，也就是叉腰摸到的骨头，髋骨高点连线与脊柱相交的地方是第四腰椎，往上倒数两节就是第二腰椎）棘突下（第二腰椎棘突与第三腰椎棘突之间），旁开1.5寸处，左右各有一穴。

操作方法

用拇指指腹在肾俞穴上用力按压，然后按顺时针或逆时针方向旋转揉动。如此交替按揉1分钟。

按摩要领

按法操作时，要逐渐用力，不能突然或过于用力；揉法操作时，用力应轻柔而均匀，手指不要离开接触的皮肤。频率为每分钟120~250次。

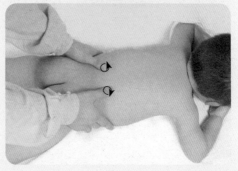

▶随症加减：近视兼双目干涩、眼眶胀痛

宝宝如果近视伴双目干涩、眼眶胀痛，就要在基础的按摩疗法上增加以下手法。

第一步 按揉肾俞穴

具体穴位位置及操作步骤如上文第十一步，时长加至2分钟。

第二步 按揉肝俞穴

具体穴位位置及操作步骤如上文第十步，时长加至2分钟。

第三步　按揉百会穴

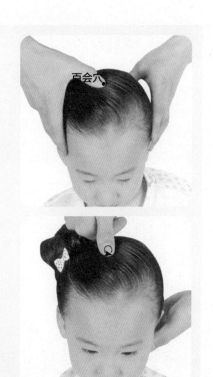

找对位置

位于头顶正中线与两耳尖连线的相交处。

操作方法

用拇指按压宝宝的百会穴，然后按顺时针或逆时针方向旋转揉动。如此交替按揉20次。

按摩要领

按法操作时，拇指要伸直，按压时应垂直用力，缓力按之，由轻渐重，频起频按，不离其位；揉法操作时，力应轻柔而均匀，手指不要离开接触的皮肤。频率为每分钟120~250次。

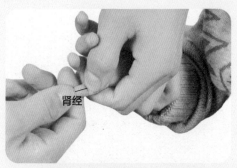

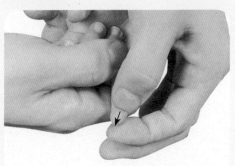

第四步　补肾经

找对位置

小指末节螺纹面。

操作方法

用拇指在宝宝的小指末节螺纹面向指尖方向做直线推动，称为补肾经。推300次。

按摩要领

用力宜柔和均匀，推动时要有节律。频率为每分钟120~250次。

第五步 清肝经

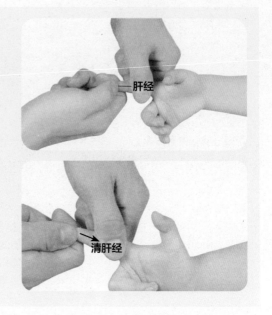

找对位置

食指末节螺纹面。

操作方法

用拇指在宝宝的食指末节螺纹面上向指根方向推动，称清肝经。推300次。

按摩要领

用力宜柔和均匀，推动时要有节律。频率为每分钟120~250次。此处一定要注意推动的方向，方向弄错了治疗效果就不一样了！

▶ 随症加减：近视兼体质较差、脾胃虚弱

体质较差、脾胃虚弱的患儿要在基础按摩疗法上增加以下手法。

第一步 按揉脾俞穴

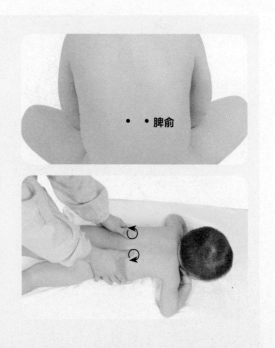

找对位置

位于第十一胸椎棘突下，旁开1.5寸处，左右各一穴。

操作方法

用拇指指腹分别点按两侧的脾俞穴，用力往下按压，然后用手指轻轻地按顺时针或逆时针方向旋转按揉。如此交替按揉1分钟。

按摩要领

按法操作时，要逐渐用力，不要突然或过于用力；揉法操作时，用力应轻柔而均匀，手指不要离开接触的皮肤。频率为每分钟120~250次。

第二步 按揉胃俞穴

找对位置

位于第十二胸椎棘突下，旁开1.5寸处，左右各一穴。

操作方法

用双手拇指指腹在宝宝的胃俞穴上按压，然后按顺时针或逆时针方向按揉1分钟。

按摩要领

按法操作时，拇指要伸直，按压时应垂直用力，缓力按之，由轻渐重，频起频按，不离其位；揉法操作时，用力应轻柔而均匀，手指不要离开接触的皮肤。频率为每分钟120~250次。

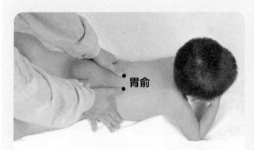
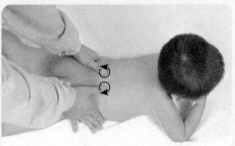

生活调理

　　孩子近视了，看东西模糊，一旦带上眼镜就摘不下来。对于眼睛近视的宝宝来说，如果平时不注意眼睛的护理，很有可能导致近视进一步加重，给眼睛健康带来更大影响。所以爸爸妈妈在平时一定要注意给宝宝做好眼睛的护理工作：

❶ 保持眼部的湿润／在天气干燥的季节，眼睛很容易变得干涩，这种情况下应该注意室内的湿度，摆放加湿器或在屋里放一盆水，让眼睛避免过于干燥，保持湿润。

❷ 注意补充充足的营养／宝宝身体的生长发育需要充足的营养，眼睛也一样，在患上近视之后，要多注意补充维生素C、蛋白质、钙和磷的食物，如胡萝卜、鸡蛋、牛奶等要多给宝宝食用。

❸ 注意保持良好的坐姿／注意保持良好的坐姿，带宝宝看书时，眼睛与书本儿的距离要合适，不能太近，良好的坐姿能让眼球得到适当的休息。

十九 扁桃体炎的按摩疗法
制服这个无常的侵略者

宝宝怎么了？

宝宝最近经常反复发热，还伴随着咳嗽，偶然声音也沙哑，晚上睡觉时还会发出呼噜声。爸爸妈妈很担心。

专家有话说！

反复发热，伴随着咳嗽及声音沙哑是扁桃体发炎的主要症状。扁桃体炎是指宝宝咽部的扁桃体发生急性或慢性炎症。扁桃体炎急性期会出现发热头痛、畏寒等症状。宝宝可能会因高热而出现惊厥、咽痛明显、唾液增多等症状。慢性期则表现为咽部和扁桃体潮红、分泌出黄色分泌物、偶尔有低热和食欲不佳等。扁桃体长在咽部两侧，如果出现炎症导致肿胀，堵塞咽喉，就会使宝宝的气道缩小，造成呼吸不畅，因此，宝宝一到睡眠时就会张口呼吸，发出呼噜声。

宝宝的身体抵抗力差，加上受凉感冒，就会使扁桃体抗菌能力下降，细菌就会从口腔、咽部、鼻腔等通道侵入扁桃体，引发炎症。中医认为扁桃体发炎是由于风热外侵、肺部有热，使得邪热传里、肺胃热盛搏结于喉而引起的。宝宝如果受凉、过度劳累、受到有害气体刺激或患上呼吸道疾病等都容易引起扁桃体炎。

爸爸妈妈巧应对！

如果宝宝的病情较轻，可以给宝宝实施按摩疗法。如果宝宝出现体温突然升高、腹痛等症状，应尽快去医院治疗。

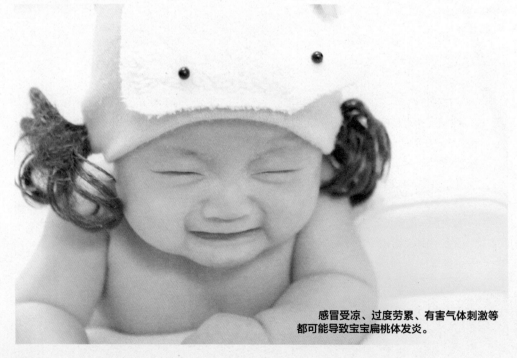

感冒受凉、过度劳累、有害气体刺激等都可能导致宝宝扁桃体发炎。

▷扁桃体炎的基础按摩疗法

中医将扁桃体炎主要分为风热外侵型、肺胃热盛型及阴虚火旺型三种类型。以下
是适用于所有扁桃体炎类型的基础按摩疗法。

第一步 清肺经

找对位置

无名指末节螺纹面。

操作方法

以拇指侧面或指腹在宝宝的无名指末
节指纹上向指根方向做直线推动，推
300次。

按摩要领

用力宜柔和均匀，推动时要有节律。
频率为每分钟120~250次。此处一定
要注意推动的方向，方向错了治疗效
果就不一样了！

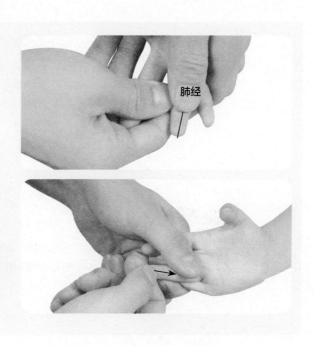

肺经

第二步 清天河水

总筋　洪池

天河水

找对位置

前臂内侧正中，自腕横纹中央的总筋
至肘横纹中央的洪池成一条直线。

操作方法

用食指、中指二指指腹自腕推向肘部，
称推天河水或清天河水。推200次。

按摩要领

用力宜柔和均匀，推动时要有节律。
频率为每分钟100~150次。推的方向
必须是从腕到肘，不可反方向操作！

第三步 第二掌骨桡侧缘向虎口直推

用拇指从宝宝的第二掌骨桡侧缘从腕横纹向虎口直推。反复操作100次。

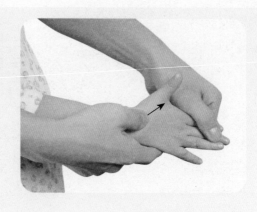

第四步 推擦咽喉两侧

宝宝仰卧，用拇指、食指的指腹分别置于宝宝的咽喉部两侧，由上向下推擦。反复操作200次。

第五步 推脊柱两侧肌肉

宝宝俯卧，用拇指或掌根直推宝宝脊柱两侧的肌肉，以透热为度。

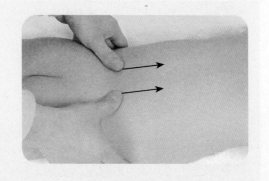

▶ 随症加减：风热外侵型

如果宝宝的发病症状表现为发热恶风、咽痛、吞咽困难、鼻塞体倦、头身疼痛、咳嗽有痰等，则属于风热外侵型扁桃体炎。治疗时要在基础按摩疗法上增加以下手法。

第一步 退六腑

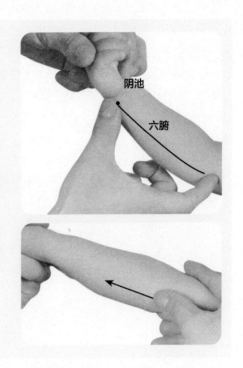

找对位置

在前臂尺侧（小指侧）缘，自肘关节至腕横纹尺侧的阴池成一条直线。

操作方法

用拇指腹自肘向腕做直线推动，称退六腑，又称推六腑。推300次。

按摩要领

用力宜柔和均匀，推动时要有节律。频率为每分钟100~200次。推的方向必须是从肘到腕，不可反方向操作！

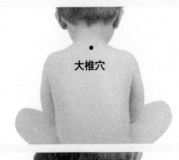

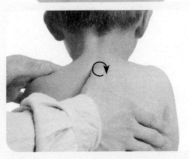

第二步 按揉大椎穴

找对位置

低头时，颈部突出最高处为第七颈椎，第七颈椎棘突下面的凹陷处即为大椎穴。

操作方法

用拇指指腹在大椎穴上按压，继而按顺时针方向旋转揉动，称按揉大椎穴。按揉300次。

按摩要领

按法操作时，要逐渐用力，不宜突然用力；揉法操作时，用力应轻柔而均匀，手指不要离开接触的皮肤。频率为每分钟120~250次。

第三步　按揉曲池穴

找对位置

屈肘，位于桡侧肘横纹头和肱骨外上髁连线中点处。

操作方法

用拇指指端或指腹在曲池穴上按压，然后按顺时针方向旋转揉动。如此交替按揉50次。

按摩要领

按法操作时，应该逐渐用力，不要突然或过于用力；揉法操作时，用力应轻柔而均匀，手指不要离开接触的皮肤。频率为每分钟120~250次。

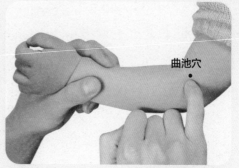

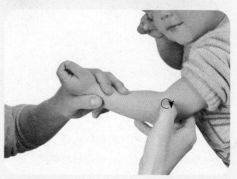

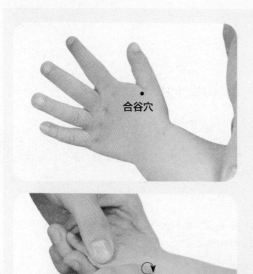

第四步　按揉合谷穴

找对位置

位于虎口，第一、第二掌骨间凹陷中。

操作方法

用拇指或中指指腹在宝宝的合谷穴上用力往下按压，然后按顺时针或逆时针方向旋转揉动。如此交替按揉50次。

按摩要领

按法操作时，要逐渐用力，不要突然或过于用力；揉法操作时，用力应轻柔而均匀，手指不要离开接触的皮肤。频率为每分钟120~250次。

第五步 拿肩井穴

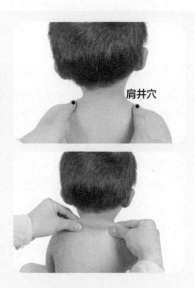

肩井穴

找对位置

肩井穴在大椎穴在低头时颈部突出最高处（第七颈椎棘突）下的凹陷处。大椎与肩峰连线之中点，肩部筋肉处。

操作方法

以拇指指端与食指、中指二指指端对称用力提拿两侧肩井穴，称拿肩井。拿10~20次。

按摩要领

拇指和其他手指用力应协调，动作要轻巧灵活、缓和连续、由轻渐重，忌突然用力。频率为每分钟80~100次。

▷ 随症加减：肺胃热盛型

肺胃热盛型扁桃体发炎的主要症状表现为：宝宝发高热，口渴欲饮，咽痛明显，咳痰黄稠，腹部胀满，口臭流涎，大便秘结和小便黄赤。治疗时要在基础按摩疗法上增加以下手法。

第一步 清胃经

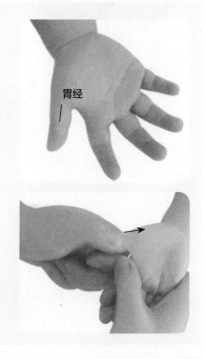

胃经

找对位置

拇指掌面近掌端第一节。

操作方法

用拇指侧面或指腹在宝宝拇指掌面近掌端第一节向指根部直推。推150次。

按摩要领

用力宜柔和均匀，推动时要有节律。频率为每分钟120~200次。

第二步 清大肠经

找对位置

食指桡侧（近拇指一侧）缘，自指尖至虎口（食指与拇指在手掌部衔接处）成一条直线。

操作方法

用拇指侧面或指腹在宝宝食指桡侧面从指根往指尖方向推，称清大肠经。推300次。

按摩要领

用力宜柔和均匀，推动时要有节律。频率为每分钟120~250次。此处一定要注意推动的方向，方向错了效果就不一样了！

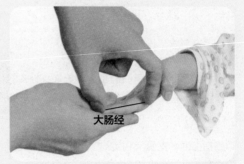

大肠经

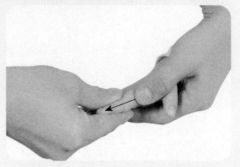

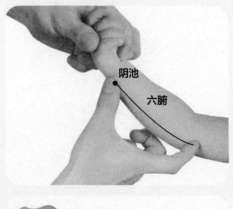

阴池

六腑

第三步 退六腑

找对位置

在前臂尺侧（小指侧）缘，自肘关节肱骨外上髁至腕横纹尺侧的阴池成一条直线。

操作方法

用拇指指腹自肘向腕直线推动，称退六腑，又称推六腑。推300次。

按摩要领

用力宜柔和均匀，推动时要有节律。频率为每分钟100~200次。推的方向必须是从肘到腕，不可反方向操作！

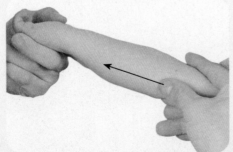

第四步 清小肠经

找对位置

位于小指尺侧（外侧）边缘，自指尖到指根成
一条直线。

操作方法

用拇指侧面或指腹从宝宝的小指外侧边缘向指
尖方向做直线推动，称清小肠经。推200次。

按摩要领

用力宜柔和均匀，推动时要有节律。频率为每
分钟120~250次。此处一定要注意推动的方
向，方向错了治疗效果就不一样了！

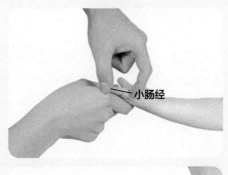

小肠经

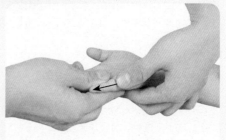

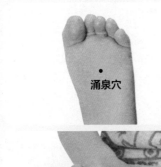

涌泉穴

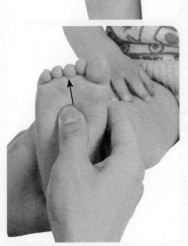

第五步 推涌泉穴

找对位置

位于足掌心，前1/3与后2/3交界处"人"字凹陷中，属足少
阴肾经。

操作方法

用拇指指腹从宝宝的涌泉穴向足趾方向推，称推涌泉。推
300次。

按摩要领

推法操作时，指下要不浮不滞，用力要均匀一致。频率为
每分钟150~200次。

第六步 推下七节骨

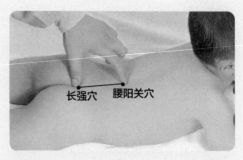

长强穴   腰阳关穴

找对位置

找到宝宝的髋骨，也就是叉腰摸到的骨头，髋骨高点连线与脊柱相交的地方是第四腰椎，第四腰椎棘突至尾椎骨处长强穴成一条直线。

操作方法

用拇指桡侧面或拇指指腹自上向下向尾骨端直推，称为推下七节骨。反之，自下向上推，称为推上七节骨。推300次。

按摩要领

用力宜柔和均匀，推动时要有节律。频率为每分钟100~200次。此处一定要注意推动的方向是自上向下，弄错了治疗效果就不一样了！

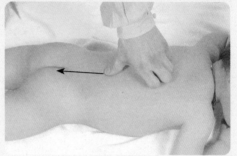

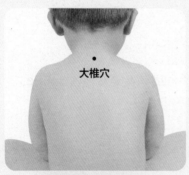

大椎穴

第七步 按揉大椎穴

找对位置

低头时，颈部突出最高处为第七颈椎棘，下面的凹陷处即为大椎穴。

操作方法

用拇指指腹在大椎穴上按压，继而按顺时针方向旋转揉动，称按揉大椎穴。按揉1分钟。

按摩要领

按法操作时，要逐渐用力，不宜突然或过于用力；揉法操作时，用力应轻柔而均匀，手指不要离开接触的皮肤。频率为每分钟120~200次。

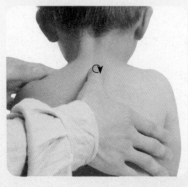

▷随症加减：阴虚火旺型

阴虚火旺型扁桃体炎的症状表现为：宝宝经常低热，午后发热比较明显并伴有咽部发干、轻微咽痛，过量发声或进食辛辣后咽痛加重，干咳无痰，吞咽有异物感，精神较差等。治疗时要在基础按摩疗法上增加以下手法。

第一步 补肾经

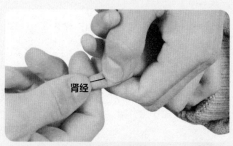

找对位置

小指末节螺纹面。

操作方法

用拇指在宝宝的小指末节螺纹面向指尖方向做直线推动，称为补肾经。推300次。

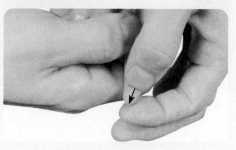

按摩要领

用力宜柔和均匀，推动时要有节律。频率为每分钟120~250次。

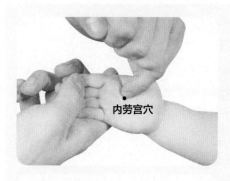

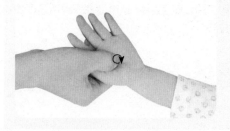

第二步 揉内劳宫穴

找对位置

位于掌心中央，握拳屈指时中指、无名指所指处中间第三、四掌骨之间。

操作方法

用拇指在宝宝的内劳宫穴按顺时针方向旋转揉动，称揉内劳宫。揉30次。

按摩要领

施行者的指腹要紧贴实施部位，宜轻不宜重，宜缓不宜急，用指端在体表穴位上做旋转摩擦，要带动皮下组织。

第三步 推涌泉穴

找对位置

位于足掌心前1/3与后2/3交界处"人"字凹陷中，属足少阴肾经。

操作方法

用拇指指腹从宝宝的涌泉穴向足趾方向推，称推涌泉。推300次。

按摩要领

推法操作时，指下要不浮不滞，用力要均匀一致。频率为80~150次每分钟。

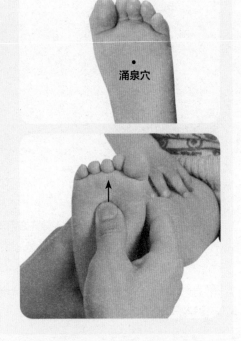

涌泉穴

第四步 按揉肺俞

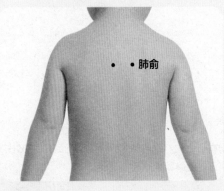

肺俞

找对位置

位于第三胸椎棘突下，旁开1.5寸处，左右各一穴。

操作方法

用拇指指腹在肺俞穴上用力往下按压，然后按顺时针或逆时针方向旋转揉动。如此交替按揉1分钟。

按摩要领

按法操作时，要逐渐用力，向下掀压；揉法操作时，用力应轻柔而均匀，手指不要离开接触的皮肤。频率为每分钟120~250次。

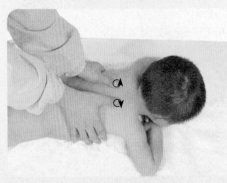

第五步 按揉肾俞穴

找对位置

位于第二腰椎（找到宝宝的髋骨，也就是叉腰摸到的骨头，髋骨高点连线与脊柱相交的地方是第四腰椎，往上倒数两节就是第二腰椎）棘突下（第二腰椎棘突与第三腰椎棘突之间），旁开1.5寸处，左右各一穴。

操作方法

用拇指指端或指腹在肾俞穴上用力按压，然后按顺时针或逆时针方向旋转揉动。如此交替按揉1分钟。

按摩要领

按法操作时，要逐渐用力，不能突然或过于用力；揉法操作时，用力应轻柔而均匀，手指不要离开接触的皮肤。频率为每分钟120~250次。

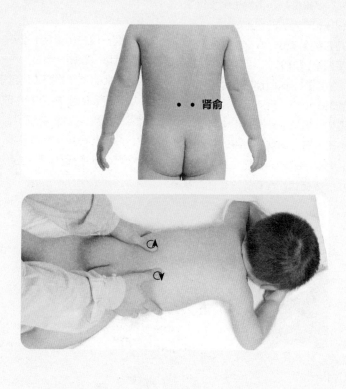

肾俞

二十 宝宝急疹的按摩疗法
退热排毒是重点

宝宝怎么了？

宝宝先是发热，热退后，脸上开始出现细小的色斑状的红疹子，接着躯干、腰臀部也陆续出现了小红疹。妈妈不知道是咋回事。

专家有话说！

上述宝宝的症状与宝宝急疹的症状相似。宝宝急疹，是由病毒（主要是人疱疹病毒）感染所引起的宝宝特有的发疹性传染病，也称"奶疹""假疹""臊疹"，多发于两岁以下的宝宝，尤其是6~10个月大的宝宝。

宝宝急疹在发病前有5~15天的潜伏期，发病后会经历以下两个阶段。

第一阶段，发热期。这时期宝宝体温常会突然升高，达到39~40℃，且持续不退，即使使用退热药，不久体温又会升高。但宝宝除了精神稍差之外，其他各方面状态良好，玩耍、饮食基本如常。有些宝宝还会出现咳嗽、颈部淋巴结肿胀、耳痛等症状，也有的没有任何其他症状。

第二阶段，出疹期。发病后3天左右进入第二阶段，这时宝宝的症状有：体温迅速恢复正常，退热后出现细小、清晰的玫瑰色斑点状密集皮疹，皮疹以躯干、腰、臀部为最多，面部、肘、膝部较少。疹出1~2天后自行消退，无色素沉着，也不脱屑。

中医认为宝宝急疹是由于宝宝外感疹毒时邪，使毒邪侵袭肺胃所致，因此，治疗本病的关键是及时退热，排出邪毒。

爸爸妈妈巧应对！

该病一般在出疹后1~2天就会自行消退，患病后就可以获持久免疫力，一般不会再次得此病。因此，爸爸妈妈不用过于担心。发病期间，如果宝宝的体温超过38.5℃，可以给予物理降温或使用少量的退热药物，以免宝宝发生惊厥。治疗此病最关键是退热，而使用宝宝按摩疗法可以排毒驱邪，帮助宝宝散热褪疹。

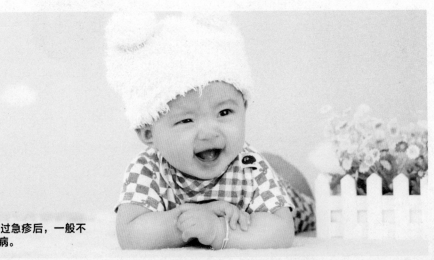

宝宝患过急疹后，一般不会再次得此病。

▶ 发热期的按摩疗法

根据发病原因以及症状表现，中医将宝宝急疹分为发热期和出疹期，发热期邪气在表，表现为突然发热、持续不退、微咳、精神良好。

第一步 开天门

找对位置

两眉头连线中点至前发际成一条直线，也就是额头的正中线，称为天门。

操作方法

用两拇指自下而上交替直线推动，称推攒竹，又称开天门。推100次。

按摩要领

用力宜柔和均匀，推动时要有节律。频率为每分钟120~250次。

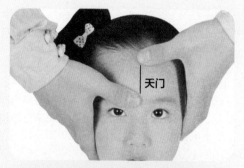

天门

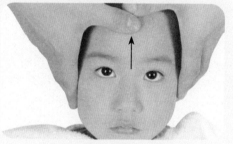

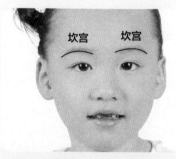

坎宫　坎宫

第二步 推坎宫

找对位置

自眉头沿眉心向眉梢成一横线。

操作方法

两拇指自眉头向眉梢做分推，称推坎宫。推100次。

按摩要领

用力宜柔和均匀，推动时要有节律。频率为每分钟120~250次。

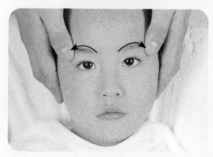

第三步 运太阳穴

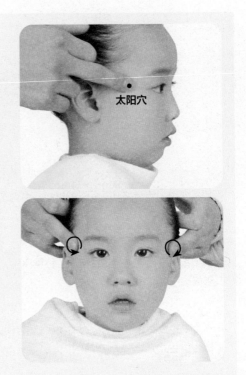

太阳穴

找对位置

眉梢与眼角延长线相交处，眉后按之凹陷处。

操作方法

以双手拇指或中指指端在太阳穴上，以顺时针或逆时针方向旋转运行推动，称运太阳。运100次。

按摩要领

运法宜轻不宜重，宜缓不宜急，要在体表旋绕摩擦推动，不带动深层肌肉组织，运时向耳郭方向稍用力。频率为每分钟80~120次。

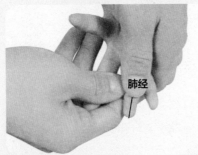

肺经

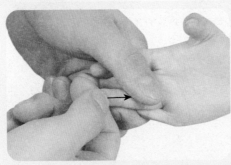

第四步 清肺经

找对位置

无名指末节螺纹面。

操作方法

以拇指侧面或指腹在无名指末节指纹上向指根方向做直线推动。推200次。

按摩要领

用力宜柔和均匀，推动时要有节律。频率为每分钟120~250次。此处一定要注意推动的方向，方向错了治疗效果就不一样了！

第五步 清天河水

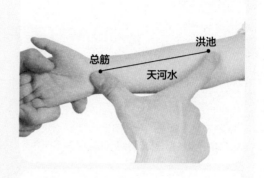

找对位置
前臂内侧正中，自腕横纹中央的总筋至肘横纹中央的洪池成一条直线。

操作方法
用食指、中指二指指腹自腕推向肘部，称推天河水或清天河水。推200次。

按摩要领
用力宜柔和均匀，推动时要有节律。频率为每分钟100~150次。推的方向必须是从腕到肘，不可反方向操作哦！

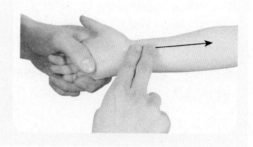

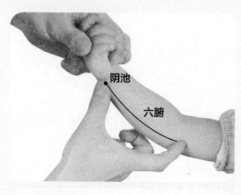

第六步 退六腑

找对位置
在前臂尺侧（小指侧）缘，自肘关节肱骨处上髁至腕横纹处的阴池成一条直线。

操作方法
用拇指腹或食指、中指指腹自肘向腕做直线推动，称退六腑，又称推六腑。推200次。

按摩要领
用力宜柔和均匀，推动时要有节律。频率为每分钟100~200次。推的方向必须是从肘到腕，不可反方向操作哦！

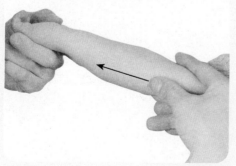

▶ 出疹期的按摩疗法

出疹期发热消退，全身肌肤出现玫瑰色小疹，皮疹以躯部为多，有的患儿伴有食欲不振。

第一步 揉小天心穴

找对位置

位于掌根大、小鱼际交接处凹陷中，又叫鱼际交。

操作方法

用拇指或中指在宝宝的小天心穴上按顺时针或逆时针方向揉动，称揉小天心穴。揉100次。

按摩要领

揉法操作时，用力应轻柔而均匀，手指不要离开接触的皮肤。频率为每分钟120~250次。

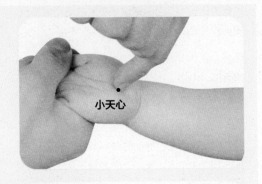

小天心

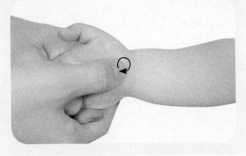

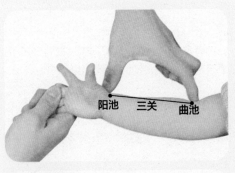

阳池　三关　曲池

第二步 推三关

找对位置

位于前臂桡侧（拇指侧）缘，自腕横纹桡侧的阳池至肘横纹桡侧的曲池成一条直线。

操作方法

用拇指指腹自腕推向肘，称推三关。推100次。

按摩要领

用力宜柔和均匀，推动时要有节律。频率为每分钟100~200次。注意推动的方向是从腕到肘，不可反方向操作！

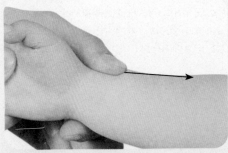

生活调理

　　首先，爸爸妈妈应当注重生活中的细节，减少宝宝发病的机会。一周岁以内的宝宝形气未充，发育不完善，抵抗疾病的能力差，所以不要带宝宝到人多杂乱的公共场所。因为这些地方的细菌及病毒在空气中的密度相对较高，宝宝染上疾病的可能性会大大增加。

　　一旦宝宝得了急疹，除了按摩疗法治疗外，还要特别注意以下的护理事项：

❶ **给宝宝多喝温开水** / 在发热期间，应多给宝宝喝温开水，帮助排汗和排尿，促进毒素排出。注意不要给宝宝喝甜水，因为宝宝发热时食欲欠佳，甜水会进一步影响宝宝的食欲，不利于身体康复。

❷ **宝宝的饮食宜清淡** / 在饮食上以清淡易消化的流质或半流质食物为宜，肥甘厚味会使宝宝气机郁滞，影响脾胃运化，进而影响消化功能。

❸ **让宝宝休息好** / 患病期间，宝宝身体虚弱，因此应让其多休息。宝宝休息的房间宜保持安静、保证空气新鲜。注意不要给宝宝盖太厚、太多，但要特别注意避风寒。

❹ **注意清洁宝宝的皮肤** / 要保持宝宝皮肤的清洁卫生。宝宝发热出汗时，可用温热的湿毛巾或柔软的干毛巾擦拭，这样既可以散热又能让其感到舒适。

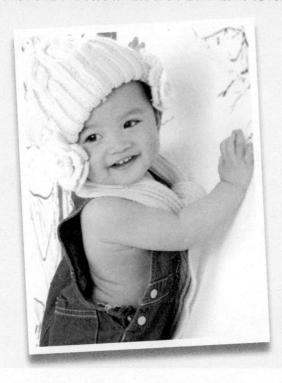

家长应当注重生活中的细节，减少宝宝发病的机会。

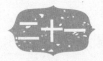 湿疹的按摩疗法
清肺清肠最关键

宝宝怎么了?

宝宝的脸上出现了很多小痘痘,这些小痘痘越长越"嚣张",很快就"侵占"了宝宝的颈部、胸部了,接着这些小痘痘变成了小水疱。可能非常痒,宝宝总是哭闹着伸出小手乱抓,妈妈看着心疼不已。

专家有话说!

湿疹是一种常见的过敏性皮肤炎症,可发生在身体的任何部位,夏季或空气潮湿时多发。湿疹在宝宝刚满月时就有可能发生,6个月至1岁为湿疹多发期,1岁后较少发病。宝宝一旦患上湿疹,面颊会出现小红疹,并很快就会波及额、颈、胸等处,然后小红疹就会变成小水疱,水疱破溃后就会流水,最后会结成黄色的痂皮。

用牛奶喂养的宝宝和过敏体质的宝宝容易患湿疹。夏天时,宝宝易出汗,若不及时擦干也容易引发湿疹。另外,宝宝接触皂类、硬质水、冷风等刺激以及搔抓、摩擦、湿浸皮肤等,都容易引起湿疹或加重病情。中医认为,宝宝患湿疹是由于肺肠功能不调导致体内湿热郁结不散而形成的。

爸爸妈妈巧应对!

湿疹病情时重时轻,反反复复,发作时瘙痒难忍,夜间更会加重,宝宝因此常会烦躁哭闹,从而影响进食和睡眠。爸爸妈妈可以采用按摩疗法帮助宝宝清肺、清肠,促进体内湿毒排出,然后再配合相关药膏外敷,勤换洗宝宝的衣服,出汗多时擦些婴儿爽身粉,这样就可以让宝宝很快康复。

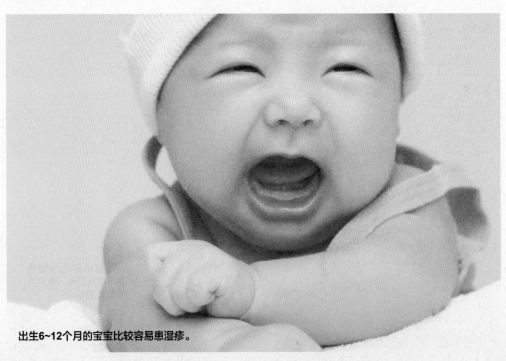

出生6~12个月的宝宝比较容易患湿疹。

▶ 湿疹的基础按摩疗法

中医将湿疹分为湿热型及伤食型，以下的按摩手法适用于所有的湿疹类型。

第一步 清肺经

找对位置

无名指末节螺纹面。

操作方法

以拇指指腹在无名指末节指纹上向指根方向做直线推动。推300次。

按摩要领

用力宜柔和均匀，推动时要有节律。频率为每分钟120~250次。此处要注意推动的方向，方向错了治疗效果就不一样了！

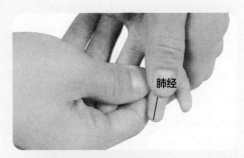

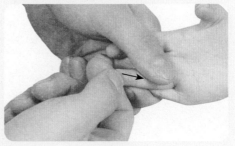

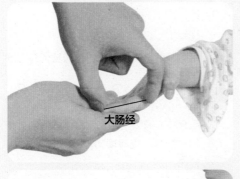

第二步 清大肠经

找对位置

食指桡侧（近拇指一侧）缘，自指尖至虎口（食指与拇指在手掌部衔接处）成一条直线。

操作方法

用拇指指腹从宝宝食指桡侧面从指根往指尖方向推，称清大肠经。推100次。

按摩要领

用力宜柔和均匀，推动时要有节律。频率为每分钟120~250次。此处一定要注意推动的方向，方向错了效果就不一样了！

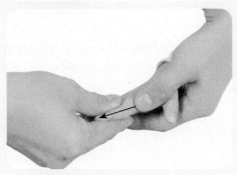

第三步 撮拿百虫穴

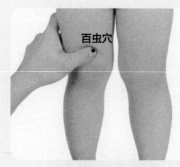

百虫穴

找对位置

位于膝上内侧髌骨内上2寸、肌肉丰厚处。

操作方法

用拇指和食指、中指二指相对用力捏住宝宝百虫穴的肌肉，一松一紧地撮捏，称撮拿百虫穴。撮拿5次。

按摩要领

撮拿揉捏的动作要缓和连贯，用力要由轻到重，再由重到轻。

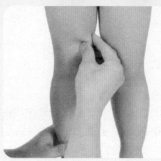

第四步 揉曲池穴

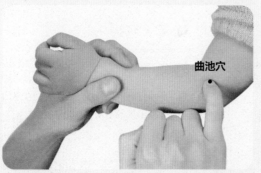

曲池穴

找对位置

屈肘，位于桡侧肘横纹头和肱骨外上髁连线中点处。

操作方法

用食指或拇指指腹在宝宝的曲池穴上按顺时针方向旋转揉动，称揉曲池。揉1分钟。

按摩要领

用力应轻柔而均匀，手指不要离开接触的皮肤。频率为每分钟120~250次。

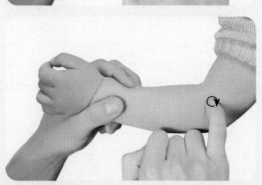

第五步 揉足三里穴

找对位置

膝关节外侧凹陷下3寸，胫骨前缘旁开1寸处。

操作方法

用拇指指腹在足三里穴上按顺时针方向揉1分钟。

按摩要领

用力应轻柔而均匀，手指不要离开接触的皮肤。频率为每分钟120~250次。

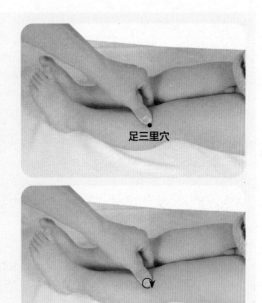

足三里穴

第六步 揉背部膀胱经

用小鱼际揉法沿脊柱两侧从肺俞开始向下，沿脾俞、胃俞、三焦俞、肾俞到八髎穴，往返揉动，同时用手指按揉各膀胱经上的俞穴。时间约5分钟。

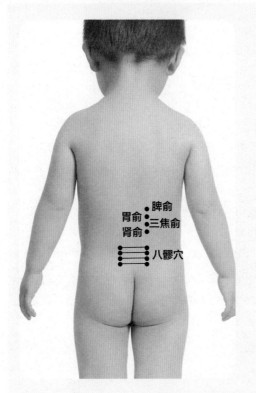

脾俞
胃俞 三焦俞
肾俞
八髎穴

▶ 随症加减：湿热型

湿热型湿疹的主要症状为：全身皮肤散见斑疹，患处灼热瘙痒，并伴有心烦口渴、精神倦怠、大便不畅、小便短赤等。治疗时要在基础按摩疗法上增加以下手法。

第一步 清小肠经

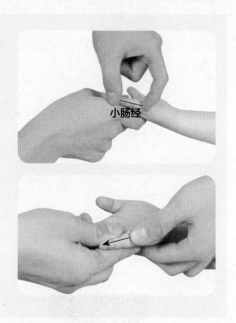

小肠经

找对位置

位于小指尺侧（外侧）边缘，自指尖到指根成一条直线。

操作方法

用拇指的侧面或指腹在宝宝的小指外侧边缘向指尖方向做直线推动，称清小肠经。推300次。

按摩要领

用力宜柔和均匀，推动时要有节律。频率为每分钟120~250次。此处一定要注意推动的方向，方向错了治疗效果就不一样了。

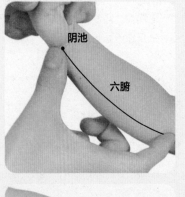

阴池

六腑

第二步 退六腑

找对位置

在前臂尺侧（小指侧），自肘关节肱骨内上髁至腕横纹尺侧端的阴池成一条直线。

操作方法

用拇指指腹自肘向腕做直线推动，称退六腑，又称推六腑。推100次。

按摩要领

用力宜柔和均匀，推动时要有节律。频率为每分钟100~200次。推的方向必须是从肘到腕，不可反方向操作！

第三步 按揉阴陵泉穴

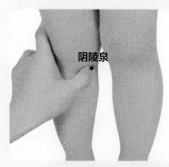

阴陵泉

找对位置

双膝内侧，胫骨内侧粗隆下缘凹陷中。

操作方法

用拇指或中指指端在宝宝的阴陵泉上按压，然后按顺时针或逆时针方向旋转揉动。如此交替按揉1分钟。

按摩要领

按法操作时，拇指要伸直，按压时应垂直用力，缓力按之，由轻渐重，频起频按，不离其位；揉法操作时，用力应轻柔而均匀，手指不要离开接触的皮肤。频率为每分钟120~250次。

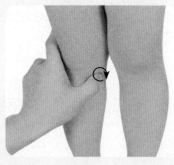

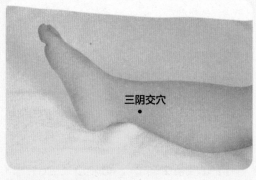

三阴交穴

第四步 按揉三阴交穴

找对位置

位于足内踝尖直上3寸处。

操作方法

用拇指或食指在宝宝的三阴交穴上按压，然后按顺时针方向旋转揉动。如此交替按揉1分钟。

按摩要领

按法操作时，拇指要伸直，按压时应垂直用力，缓力按之，由轻渐重，频起频按，不离其位；揉法操作时，用力应轻柔而均匀，手指不要离开接触的皮肤。频率为每分钟120~250次。

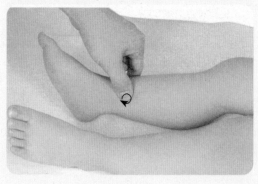

▷随症加减：伤食型

伤食型湿疹主要症状表现为：患儿皮肤散见皮疹、局部有痒感，伴有厌食、肚腹胀痛、大便酸臭、大便或溏稀或便秘等。治疗时要在基础按摩疗法上增加以下手法。

第一步 按揉中脘穴

找对位置

肚脐直上4寸处，胸骨体下缘到肚脐正中连线的中点。

操作方法

用手掌掌根在宝宝中脘穴上轻微着力掀按，称为按中脘；用中指在宝宝的中脘穴顺时针或逆时针旋转揉动，称揉中脘。交替按揉1分钟。

按摩要领

掌按法操作时，宜逐渐用力，不宜突然或过于用力；揉法操作时，用力应轻柔而均匀，手指不要离开接触的皮肤。频率为每分钟120~250次。

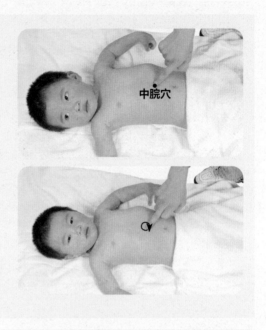

第二步 揉板门穴

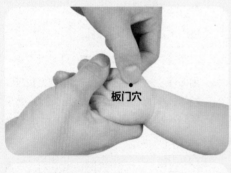

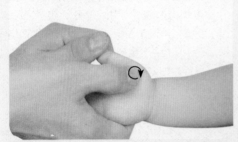

找对位置

手掌面大鱼际平面。

操作方法

用拇指指腹在板门穴上按顺时针或逆时针方向旋转揉动。揉200次。

按摩要领

用力应轻柔而均匀，手指不要离开接触的皮肤。频率为每分钟120~250次。

第三步 运内八卦

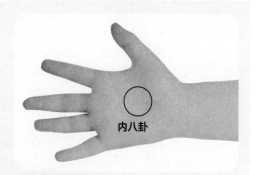

找对位置

在手掌面，以掌心为圆心，从圆心到中指指根距离的2/3为半径所做的圆。

操作方法

用拇指或食指、中指指端在内八卦上做顺时针的环形旋转摩擦移动，称运内八卦或运八卦。运200次。

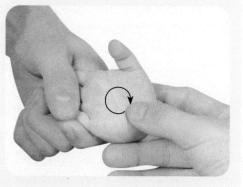

按摩要领

运法操作时，施术者的指端要紧贴实施部位，宜轻不宜重，宜缓不宜急，摩动时不要带动皮下组织。频率为每分钟80~120次。

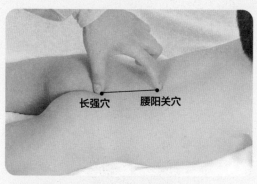

长强穴　腰阳关穴

第四步 推下七节骨

找对位置

找到宝宝的髋骨，也就是叉腰摸到的骨头，髋骨高点连线与脊柱相交的地方是第四腰椎，第四腰椎棘突至尾椎骨处的长强穴成一条直线。

操作方法

用拇指桡侧面或指腹自上向下做直推，称为推下七节骨。反之，自下向上推，称为推上七节骨。推100次。

按摩要领

用力宜柔和均匀，推动时要有节律。频率为每分钟100~200次。此处一定要注意推动的方向是自上向下，方向错了治疗效果就不一样了！

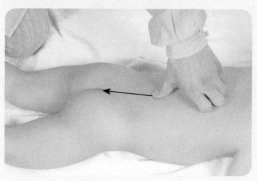

生活调理

　　如果宝宝患了湿疹，护理起来会比较麻烦，宝宝也会因为皮肤剧痒而常常哭闹，需要家长耐心地做好以下各项工作：

❶ **防止宝宝乱抓患处**／宝宝患了湿疹，一定会奇痒难忍，可以用干净的手套将宝宝的双手套住，以免宝宝抓破患处。必要时可以咨询医生，在医生的指导下给宝宝使用消炎、止痒、脱敏的药物。但千万不要擅自使用"肤轻松"等激素类药膏，因为此类药物使用过多容易产生副作用。

❷ **给宝宝通风、光线良好的睡眠环境**／如果宝宝夜间常常因为皮肤剧痒而失眠惊醒、烦躁不安，要注意给宝宝布置一个干净、通风、光线良好的睡眠环境，床铺要柔软，以免刺激宝宝的皮肤。

❸ **尽快去除诱发湿疹的各种因素**／爸爸妈妈要仔细观察宝宝的生活环境、饮食状况等，以尽快发现并去除可诱发湿疹的各种因素。最好给宝宝穿宽松、柔软的棉质衣物，避免给宝宝穿化纤或羊毛衣物。宝宝患病期间不要给他使用洗涤品，要用清水洗澡、洗脸，保持皮肤清洁。

❹ **宝宝的饮食要清淡**／给宝宝的饮食宜清淡，不要给他吃辛辣肥甘食物。对于过敏体质的宝宝，千万不要给他喂食鸡蛋、鱼虾等易导致过敏的食物。

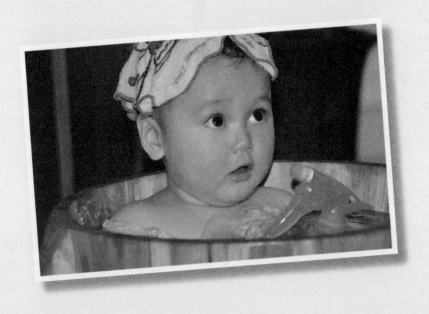

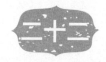

呃逆的按摩疗法
引出宝宝体内浊气

宝宝怎么了？

妈妈刚刚给3岁的宝宝喂完饭，宝宝突然发出"呃、呃"的声音，并且一发不可收拾。宝宝要张嘴说话，还没说出两个字，又被一声"呃"给打断了，最后宝宝抗议了，就一边哭一边打呃。妈妈觉得既可笑又心急，心想：宝宝是吃得太饱了吗？

专家有话说！

上述宝宝的症状是属于呃逆的表现。呃逆，是指胃气逆冲咽、膈，喉间"呃、呃"连声，声短而频，不能自制的一种病症。现代医学认为呃逆是胃、肠、肝胆、食管、纵膈疾病等引起的膈肌痉挛。情绪的变化，饮食过急、过饱，或吸入冷空气等都会引起呃

逆。中医认为呃逆为邪犯中焦、上焦等原因导致胃气上逆，冲膈而成。

如果呃逆只是偶然发作一两次，则是正常现象，不用治疗就会痊愈。如果呃逆发作的时候呃声连续不断或间断发生，不能自制，影响宝宝咀嚼食物和说话，并妨碍呼吸和睡眠，就要进行治疗。

爸爸妈妈巧应对！

宝宝出现呃逆现象，爸爸妈妈可以轻轻地抚摩或拍打宝宝的背部，舒缓宝宝的情绪，然后给宝宝实施按摩疗法。按摩时要注意不要用力太猛，要由轻到重，以免弄疼宝宝。

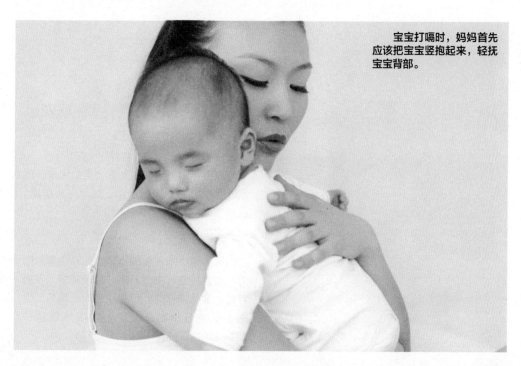

宝宝打嗝时，妈妈首先应该把宝宝竖抱起来，轻抚宝宝背部。

▷ 呃逆的基础按摩疗法

中医根据病因将呃逆分为胃寒型、胃热型、食滞型三种，以下是适用于呃逆的基础按摩疗法。

第一步 按压攒竹穴

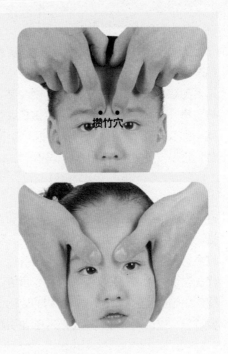

找对位置

位于面部，当眉头陷中，眶上切迹处。

操作方法

用两手拇指或食指指腹在两侧攒竹穴上用力按压。按压5~8分钟。

按摩要领

按压时注意用力要由轻到重，持续按压，直至呃逆止住，按完后应轻揉穴位。

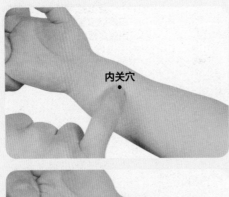

第二步 按揉内关穴

找对位置

宝宝伸臂仰掌，位于腕横纹正中直上2寸处，两筋之间。

操作方法

用拇指或中指指腹在内关穴上用力按压，然后按顺时针方向旋转揉动。如此交替按揉1分钟。

按摩要领

按法操作时，拇指要伸直，按压时应垂直用力，缓力按之，由轻渐重，频起频按，不离其位；揉法操作时，用力应轻柔而均匀，手指不要离开接触的皮肤。频率为每分钟120~250次。

▶ 随症加减：胃寒型

胃寒型呃逆症状表现为：呃声无力、沉缓而长，胃脘部不舒服，遇寒时病情会反复或加重，饮食减少、不会感到口渴。治疗时可增加以下手法。

第一步 推三关

找对位置

位于前臂桡侧（拇指侧）缘，自腕横纹桡侧的阳池至肘横纹处的曲池成一条直线。

操作方法

用拇指指腹自腕推向肘，称推三关。推300次。

按摩要领

用力宜柔和均匀，推动时要有节律。频率为每分钟100~200次。此处注意推的方向是从腕到肘，千万不要反方向操作！

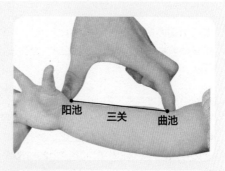

阳池 　三关 　曲池

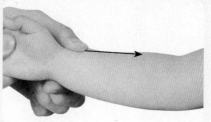

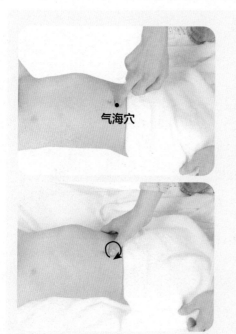

气海穴

第二步 按揉气海穴

找对位置

位于脐下1.5寸处。

操作方法

用拇指或中指指端按压在气海穴上，然后在气海穴上按顺时针或逆时针方向旋转揉动。如此交替按揉1分钟。

按摩要领

按法操作时，应该逐渐用力，不要突然或过于用力；揉法操作时，用力应轻柔而均匀，手指不要离开接触的皮肤。频率为每分钟120~250次。

第三步 按揉足三里穴

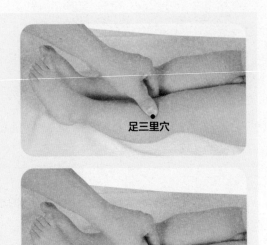

足三里穴

找对位置

膝关节外侧凹陷下3寸，胫骨旁开1寸处。

操作方法

用拇指指端或指腹在足三里穴上用力往下按压，然后按顺时针方向旋转揉动。交替按揉1分钟。

按摩要领

按法操作时，应该逐渐用力，不要突然或过于用力；揉法操作时，用力应轻柔而均匀，手指不要离开接触的皮肤。频率为每分钟120~250次。

▶随症加减：胃热型

胃热型呃逆的症状表现为：呃声洪亮、冲逆而出，口臭、多喜冷饮、小便短赤、大便秘结等。治疗时要在基础按摩疗法上增加以下手法。

第一步 清胃经

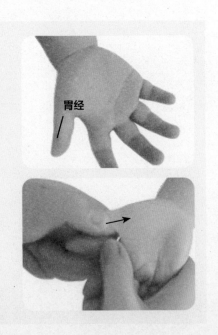

胃经

找对位置

拇指掌面，近掌端第一节。

操作方法

用拇指侧面或指腹在宝宝拇指掌面近掌端第一节向指根方向直推至指根部。推300次。

按摩要领

用力宜柔和均匀，推动时要有节律。频率为每分钟120~200次。

第二步 退六腑

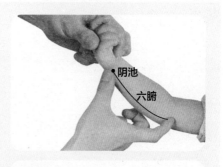

阴池
六腑

找对位置

位于前臂尺侧（小指侧），自肘关节肱骨内上髁至腕横纹尺侧的阴池成一条直线。

操作方法

用拇指腹自肘向腕做直线推动，称退六腑，又称推六腑。推300次。

按摩要领

用力宜柔和均匀，推动时要有节律。频率为每分钟100~200次。推的方向必须是从肘到腕，不可反方向操作！

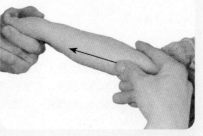

第三步 按揉足三里穴

找对位置

膝关节外侧凹陷下3寸，胫骨前缘旁开1寸处。

操作方法

用拇指指端或指腹在足三里穴上用力往下按压，然后按顺时针方向旋转揉动。如此交替按揉2分钟。

按摩要领

按法操作时，应该逐渐用力，不要突然或过于用力；揉法操作时，用力应轻柔而均匀，手指不要离开接触的皮肤。频率为每分钟120~250次。

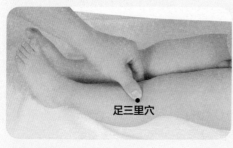

足三里穴

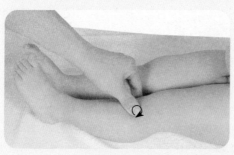

▷ 随症加减：食滞型

如果打呃时，呃声短频有力，脘腹胀满，嗳气腐臭，泛酸，还伴有厌食症状，就属于食滞型呃逆。治疗时要在基础按摩疗法上增加以下手法。

第一步 清、补脾经

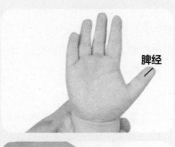

脾经

找对位置

拇指末节螺纹面。

操作方法

旋推或将宝宝拇指略弯曲，用拇指指腹在宝宝的拇指桡侧由指尖推向指根，称为补脾经；在宝宝的拇指螺纹面由指尖推向指根，称清脾经。补脾经、清脾经各200次。

按摩要领

用力宜柔和均匀，推动时要有节律。频率为每分钟150~200次。此处一定要根据便秘的情况选择不同的操作手法，要注意推动的方向，方向错了疗效就不一样了！

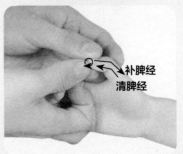

补脾经
清脾经

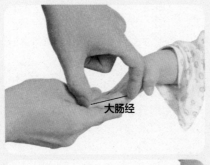

大肠经

第二步 清大肠经

找对位置

食指桡侧（近拇指一侧）缘，自指尖至虎口（食指与拇指在手掌部衔接处）成一条直线。

操作方法

用拇指侧面或指腹在宝宝食指桡侧面从指根往指尖方向推，称清大肠经。推200次。

按摩要领

用力宜柔和均匀，推动时要有节律。频率为每分钟120~250次。此处一定要注意推动的方向，方向错了效果就不一样了！

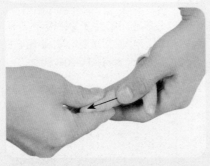

第三步 揉板门穴

找对位置

手掌面大鱼际平面。

操作方法

用拇指指腹按揉板门穴，顺时针或逆时针方向都可以。揉50次。

按摩要领

用力应轻柔而均匀，手指不要离开接触的皮肤。频率为每分钟120~250次。

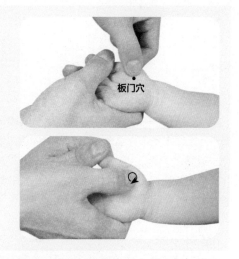

板门穴

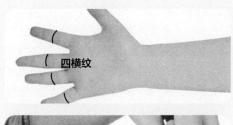

四横纹

第四步 掐四横纹

找对位置

位于掌面食指、中指、无名指、小指的第一指间关节横纹处。

操作方法

用拇指指腹分别掐食指、中指、无名指、小指近节指间关节横纹，称掐四横纹。掐10次。

按摩要领

用拇指指腹垂直用力按压，重刺激穴位，掐时应深浅适宜、逐渐用力，以不刺破皮肤为宜。

第五步 按揉足三里穴

找对位置

膝关节外侧凹陷下3寸，胫骨前缘旁开1寸处。

操作方法

用拇指指腹在足三里穴上用力向下按压，然后在足三里穴上按顺时针方向旋转揉动。如此交替按揉1分钟。

按摩要领

按法操作时，应该逐渐用力，不要突然或过于用力；揉法操作时，用力应轻柔而均匀，手指不要离开接触的皮肤。频率为每分钟120~250次。

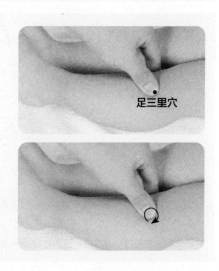

足三里穴

营养性贫血的按摩疗法
让红润重回宝宝脸颊

宝宝怎么了？

宝宝一岁多，脸色很苍白，头发又稀又黄。宝宝平时也不怎么爱吃饭，同龄的宝宝能吃一碗多的米饭，宝宝只吃半碗就不感兴趣了。看着宝宝无精打采的样子，爸爸妈妈非常担心。

专家有话说！

宝宝表现出上述的症状，很可能是营养性贫血所致，家长应及时带宝宝到医院检查。

宝宝如果缺乏生血所必需的营养物质，如铁、叶酸、维生素D等，就会使血液中血红蛋白或红细胞生成不足，导致机体造血功能低下而形成贫血。

营养性贫血多见于6个月至2岁的宝宝。该病起病比较缓慢，病情较轻的患儿，皮肤、黏膜，尤其是口唇、牙床、眼睑和指甲等部位会呈现出苍白色或苍黄色。严重贫血的患儿还会出现头晕、浑身无力、烦躁不安和食欲不振等症状。

爸爸妈妈巧应对！

宝宝患有营养性贫血，要针对具体的情况进行治疗。由于贫血发病比较缓慢，因此在早期容易被父母忽略。所以父母平时要留心观察宝宝的身体状况，一旦发现宝宝有营养不良、脸色苍白、全身乏力等症状，应及时到医院检查。如果宝宝确诊为营养性贫血，要弄清宝宝是缺铁还是缺乏其他营养素，然后遵医嘱给宝宝补充相应的营养素，同时配合经络按摩疗法，这样就会取得更好的疗效。

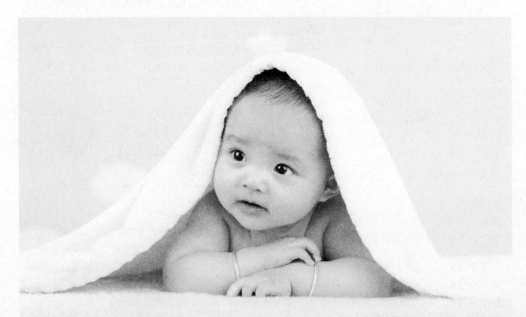

如果宝宝脸色苍白，有可能是营养性贫血所致，要及时到医院检查。

▶营养性贫血的基础按摩疗法

中医将营养性贫血分为脾胃虚弱、心脾两虚、肝肾阴虚三种类型。以下是适用于所有营养性贫血类型的基础按摩疗法。

第一步　环摩右下腹

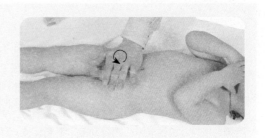

将手掌全掌平放在宝宝腹部，从右下腹开始，按逆时针方向在全腹反复环摩，手法要轻快柔和，使局部产生较强的温热感。一般操作100~200次。

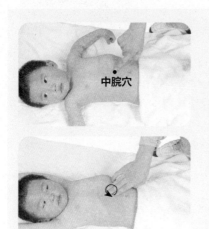

中脘穴

第二步　摩中脘穴

找对位置

肚脐直上4寸处，于胸骨体下缘到肚脐正中连线的中点。

操作方法

用食指、中指、无名指、小指四指或掌心在宝宝的中脘穴逆时针方向旋转摩揉，称为摩中脘穴。摩1~3分钟。

按摩要领

操作时，着力部分要随腕关节运动而旋转，动作要协调。做到"皮动肉不动"。频率为每分钟120次。

第三步　按揉足三里穴

找对位置

膝关节外侧凹陷下3寸，胫骨前缘旁开1寸处。

操作方法

用拇指指腹在足三里穴上用力往下按压，然后按顺时针方向旋转揉动。如此交替按揉1~3分钟。

按摩要领

按法操作时，应该逐渐用力，不要突然或过于用力；揉法操作时，用力应轻柔而均匀，手指不要离开接触的皮肤。频率为每分钟120~250次。

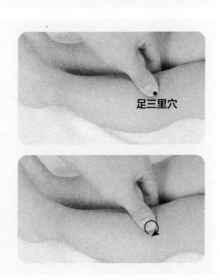

足三里穴

第四步 按揉三阴交穴

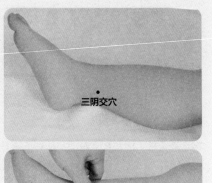

三阴交穴

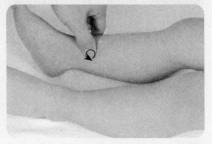

找对位置

在足内踝尖直上3寸处。

操作方法

用拇指或食指指腹在宝宝的三阴交穴上按压，然后按逆时针方向旋转揉动。如此交替按揉1~3分钟。

按摩要领

按法操作时，拇指要伸直，按压时应垂直用力，先用缓力按之，由轻渐重，频起频按，不离其位；揉法操作时，用力应轻柔而均匀，手指不要离开接触的皮肤。频率为每分钟120~250次。

▶随症加减：脾胃虚弱型

脾胃虚弱型营养性贫血的主要症状表现为：面色苍白或蜡黄、食欲不振、疲倦无力、活动后气促、大便溏薄。治疗时要在基础按摩疗法上增加以下手法。

第一步 补脾经

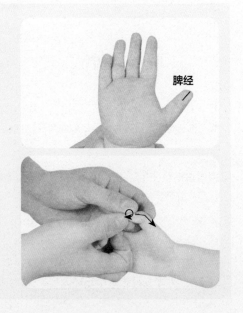

脾经

找对位置

拇指末节螺纹面。

操作方法

旋推或将宝宝拇指略弯曲，用拇指指腹在宝宝的拇指桡侧面由指尖推向指根。推300次。

按摩要领

用力宜柔和均匀，推动时要有节律。频率为每分钟120~200次。此处一定要注意推动的方向，方向错了疗效就不一样了！

第二步 揉板门穴

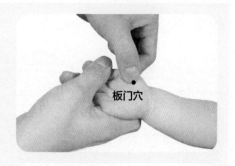

板门穴

找对位置

手掌面大鱼际平面中点。

操作方法

用拇指指腹按揉板门穴，顺时针或逆时针方向都可以。揉300次。

按摩要领

用力应轻柔而均匀，手指不要离开接触的皮肤。频率为每分钟120~250次。

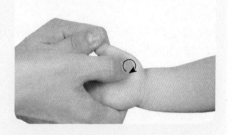

第三步 掐揉四横纹

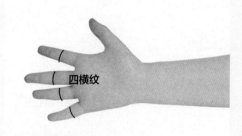

四横纹

找对位置

位于掌面食指、中指、无名指、小指的第一指间关节横纹处。

操作方法

用拇指指腹分别掐食指、中指、无名指、小指近节指间横纹，称掐四横纹；用拇指分别揉动食指、中指、无名指、小指近节指间横纹，称揉四横纹。交替掐揉100次。

按摩要领

掐法操作时，应逐渐用力，忌粗暴用力；揉法操作时，用力应轻柔而均匀，手指不要离开接触的皮肤。频率为每分钟120~250次。

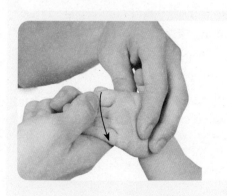

第四步 揉外劳宫穴

找对位置

在手背中央，与内劳宫穴相对。

操作方法

用拇指在宝宝的手背外劳宫穴按顺时针方向揉动，称揉外劳宫。揉100次。

按摩要领

用力应轻柔而均匀，手指不要离开接触的皮肤。频率为每分钟120~250次。

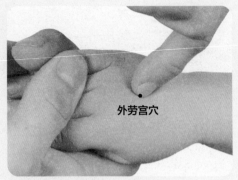

外劳宫穴

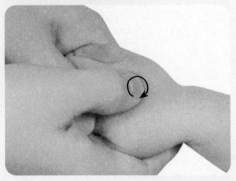

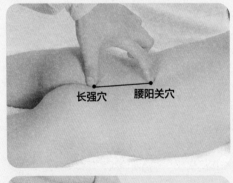

长强穴　　腰阳关穴

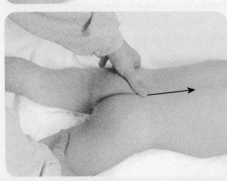

第五步 推上七节骨

找对位置

找到宝宝的髋骨，也就是叉腰摸到的骨头，髋骨高点连线与脊柱相交的地方是第四腰椎，第四腰椎棘突至尾椎骨处的长强穴成一条直线。

操作方法

用拇指桡侧面或指腹自下向上做直推，称为推上七节骨。反之，自上向下推，称为推下七节骨。推100次。

按摩要领

用力宜柔和均匀，推动时要有节律。频率为每分钟80~200次。此处一定要注意推动的方向是自下而上，方向弄错了治疗效果就不一样了！

▶随症加减：心脾两虚型

心脾两虚型贫血的症状表现为：面色萎黄、神疲乏力、食欲不振、心悸气短、夜卧不安，或伴有头昏和皮下出血点等。治疗时要在基础的按摩疗法上增加以下手法。

第一步 补心经

找对位置

中指末节螺纹面。

操作方法

用拇指指腹在宝宝的中指末节螺纹面按顺时针方向旋转推动，称补心经。旋推300次。

按摩要领

用力宜柔和均匀，推动时要有节律。频率为每分钟120~250次。

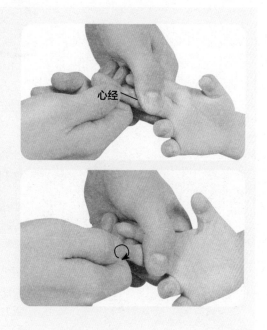

心经

第二步 补脾经

找对位置

拇指末节螺纹面。

操作方法

旋推或将宝宝拇指略弯曲，用拇指指腹在宝宝的拇指桡侧面由指尖推向指根。推300次。

按摩要领

用力宜柔和均匀，推动时要有节律。频率为每分钟120~250次。此处一定要注意推动的方向，搞错了方向治疗效果就不一样了。

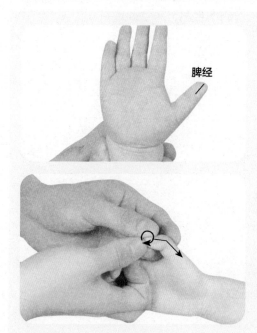

脾经

第三步 横擦胸上部

用手掌掌面在宝宝的胸腔上部，用擦法摩擦，以透热为度。

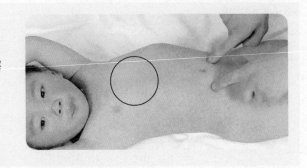

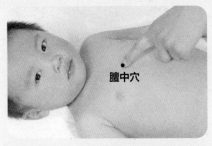

膻中穴

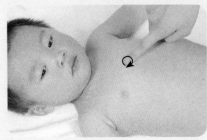

第四步 按揉膻中穴

找对位置

位于胸骨上，两乳头连线之中央。

操作方法

用拇指或食、中指指腹在膻中穴上用力往下按压，然后按顺时针方向旋转揉动。如此交替按揉1分钟。

按摩要领

按法操作时，拇指要伸直，按压时应垂直用力，宜缓力按之，由轻渐重，频起频按，不离其位；揉法操作时，用力应轻柔而均匀，手指不要离开接触的皮肤。频率为每分钟120~250次。

第五步 按揉内关穴

找对位置

宝宝伸臂仰掌，位于腕横纹正中直上2寸处，两筋之间。

操作方法

用拇指指端在内关穴上用力向下按压，继而用拇指指腹在此穴上按顺时针方向旋转揉动。如此交替按揉1分钟。

按摩要领

按法操作时，应该逐渐用力，不要突然或过于用力；揉法操作时，用力应轻柔而均匀，手指不要离开接触的皮肤。频率为每分钟120~250次。

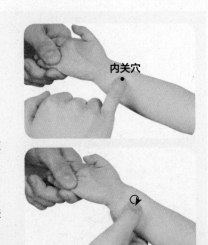

内关穴

第六步 按揉心俞穴

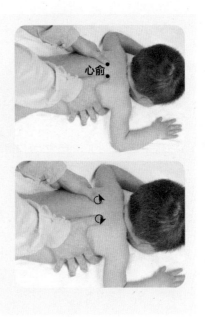

心俞

找对位置

第五胸椎棘突下旁开1.5寸处，左右各一穴，属于足太阳膀胱经。

操作方法

宝宝取坐位或俯卧位，施术者用双手拇指指腹用力按压此穴，然后按顺时针或逆时针方向旋转揉动，称为按揉心俞。按揉1分钟。

按摩要领

按法操作时，要逐渐用力，不能突然或过于用力；揉法操作时，用力应轻柔而均匀，手指不要离开接触的皮肤。频率为每分钟120~250次。

▷ 随症加减：肝肾阴虚型

肝肾阴虚型营养性贫血的症状表现为：时见低热、五心烦热、两颧潮红、常有盗汗、头晕耳鸣、腰腿酸软、口舌干燥、指甲无光等。治疗时要在基础的按摩疗法上增加以下手法。

第一步 推肝经

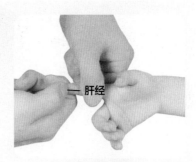

肝经

找对位置

食指末节螺纹面。

操作方法

用拇指在宝宝的食指末节螺纹面旋推，称补肝经，推100次。然后再向指根方向直推，称清肝经，推50次。

按摩要领

用力宜柔和均匀，推动时要有节律。频率为每分钟120~250次。此处要注意推动的方向，方向错了治疗效果就不一样了！

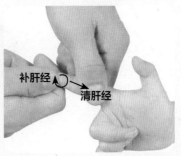

补肝经

清肝经

第二步 补肾经

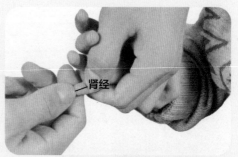

肾经

找对位置

小指末节螺纹面。

操作方法

用拇指在宝宝的小指末节螺纹面向指尖方向做直线推动，称为补肾经。推300次。

按摩要领

用力宜柔和均匀，推动时要有节律。频率为每分钟120~250次。

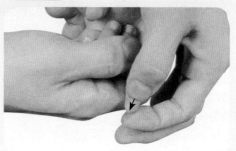

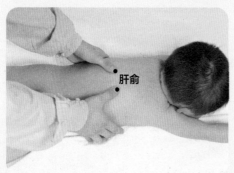

肝俞

第三步 按揉肝俞穴

找对位置

第九胸椎棘突下，旁开1.5寸处，左右各一穴。

操作方法

以双手拇指指腹分别置于宝宝左右肝俞穴位按压揉动，称按揉肝俞。按揉1分钟。

按摩要领

按法操作时，要逐渐用力，不能突然或过于用力；揉法操作时，用力应轻柔而均匀，手指不要离开接触的皮肤。频率为每分钟120~250次。

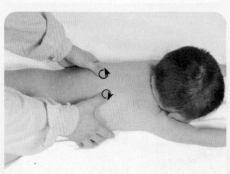

第四步 按揉肾俞穴

找对位置

位于第二腰椎（找到宝宝的髋骨，也就是叉腰摸到的骨头，髋骨高点连线与脊柱相交的地方是第四腰椎，往上倒两节就是第二腰椎）棘突下缘（第二腰椎棘突与第三腰椎棘突之间），旁开1.5寸处，左右各一穴。

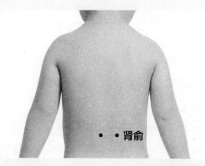

操作方法

用拇指指腹或手掌在肾俞穴上用力按压，然后按顺时针或逆时针方向旋转揉动，称按揉肾俞穴。如此交替按揉1分钟。

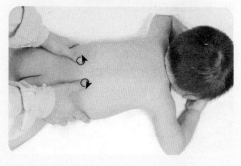

按摩要领

按法操作时，要逐渐用力，不能突然或过于用力；揉法操作时，用力应轻柔而均匀，手指不要离开接触的皮肤。频率为每分钟120~250次。

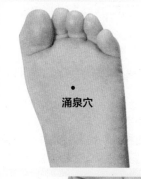

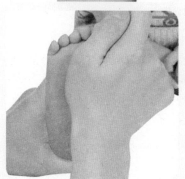

第五步 搓擦涌泉穴

找对位置

位于足掌心前1/3与后2/3交界处"人"字凹陷中，属足少阴肾经。

操作方法

用一只手抓住脚掌，并用另一只手的手掌面或大小鱼际部在涌泉穴上来回搓擦，合称搓擦涌泉。搓擦200次。

按摩要领

搓法操作时，双掌相对用力，着力部位紧贴皮肤，前后交替摩动，不能强用压力，以免擦伤皮肤，宜直线往返、用力要稳、动作要均匀连续。频率为每分钟50次。

第六步　按揉阴陵泉穴

找对位置

位于双膝内侧，胫骨内上髁下缘凹陷中。

操作方法

用拇指指腹在宝宝的阴陵泉穴上按压，然后按顺时针或逆时针方向旋转揉动，称按揉阴陵泉。如此交替按揉1分钟。

按摩要领

按法操作时，要逐渐用力，不能突然或过于用力；揉法操作时，用力应轻柔而均匀，手指不要离开接触的皮肤。频率为每分钟120~250次。

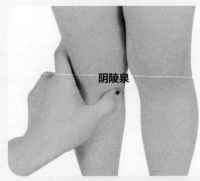

阴陵泉

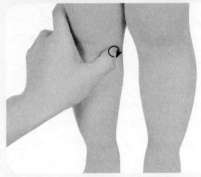

第七步　按揉太溪穴

找对位置

位于足内侧，内踝尖与脚跟骨筋腱之间的凹陷处，左右脚各一穴。

操作方法

用拇指指端或指腹在该穴上用力按压，继而用拇指指腹在该穴上旋转揉动，称为按揉太溪穴。按揉1分钟。

按摩要领

按法操作时，应该逐渐用力，不要突然或过于用力；揉法操作时，用力应轻柔而均匀，手指不要离开接触的皮肤。频率为每分钟120~250次。

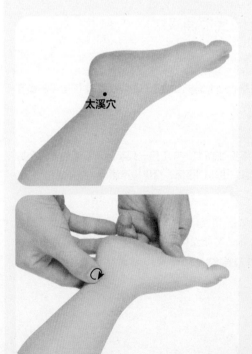

太溪穴

生活调理

对于患有营养性贫血的宝宝，应注意给宝宝营造安静、清新的居住环境，并让宝宝多参加些室外活动。由于营养性贫血绝大多数是由缺铁引起，因此，在饮食上应注意给宝宝补铁。

❶ **选择最合适的补铁食材** / 婴儿时期每天铁的需求量为10~12毫克。对于母乳喂养的宝宝，妈妈要经常测查血色素，发现贫血时尽早治疗，以免因体内缺铁导致宝宝不能摄取到足够的铁。妈妈在饮食上要多吃含铁高的食物，如动物肝脏、精肉、鸡蛋、豆制品、新鲜蔬菜和水果。宝宝到了6个月以后就要逐步添加蛋黄、菜泥、肝泥、肉泥、豆腐等富含铁的辅食。由于铁和维生素C同食能提高吸收率，因此，在给宝宝喂含铁辅食时，最好同时喂食一些富含维生素C和果酸的食物，如橙子、柑橘、番茄和黄瓜等做的蔬菜汁或水果汁。做饭时尽量使用铁锅，这种传统的炊具在烹制食物时会产生一些铁离子溶于食物中，形成可被吸收的亚铁离子，易于被肠道吸收。

❷ **避开补铁误区** / 一旦确认宝宝缺铁，爸爸妈妈就要及时给宝宝补充铁元素，但要注意避开一些补铁误区。宝宝不宜过量摄入铁，不然会引起腹痛、腹泻、呕吐等症状。另外，也不要在饭前给宝宝服用铁补充剂。因为铁剂会刺激胃黏膜，饭前服用不利于人体吸收。也不宜给宝宝过量食用蛋黄。蛋黄虽然能给宝宝补铁，但过量食用，其所含的蛋白质会抑制铁的吸收。除此之外，也不要以为肉食不易消化而不给宝宝吃肉，其实不吃肉食的宝宝更容易患缺铁性贫血。

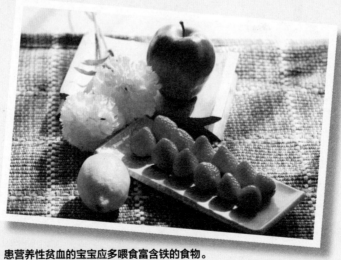

患营养性贫血的宝宝应多喂食富含铁的食物。

自汗的按摩疗法
补脾养肾保津液
二十四

宝宝怎么了？

天气很凉爽，宝宝穿的衣服不多，这会儿安安静静地在爸爸身旁听故事，妈妈走近一摸，吓了一跳：宝宝的脖子汗淋淋的，背部也湿漉漉的。这是怎么回事呢？

专家有话说！

宝宝出现上述的症状是由身体虚弱导致的出汗现象，称"自汗"。所谓自汗，是指人体在安静状态下，或无故而全身或局部自然汗出，多见于身体虚弱的宝宝。中医认为宝宝如果营卫不固、脾肺气虚、胃热炽盛都会引起津液外泄，导致自汗发生。

患有自汗症的宝宝常常会自然出汗，稍稍运动一下会出更多的汗，常伴有面色苍白、肢体欠温、气短乏力和畏寒怕风等症状。如果长时间出汗过多，会使宝宝体内水分缺失，电解质紊乱，导致免疫力下降，很容易引发其他疾病。

爸爸妈妈巧应对！

自汗其实不是什么疑难杂症，所以爸爸妈妈不必过于担忧。治疗自汗症的关键是调理好宝宝的脾、胃、肾、肺。经络按摩疗法通过调节宝宝的脾肾，改变宝宝体虚胃热的体质，从而保住宝宝珍贵的津液。要注意的是，如果宝宝自汗比较严重，如大汗淋漓，就应及时请医生诊治，以免造成虚脱。

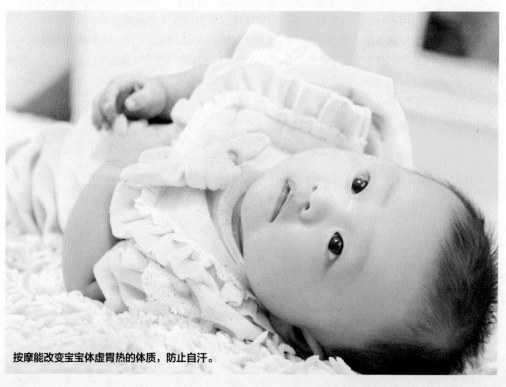

按摩能改变宝宝体虚胃热的体质，防止自汗。

▷ 自汗的基础按摩疗法

中医根据宝宝自汗的病因将自汗症分为营卫不和型、肺脾气虚型及胃热炽盛型三种，以下是适用于所有自汗症类型的基础按摩疗法。

第一步 补脾经

找对位置

拇指末节螺纹面。

操作方法

旋推或将宝宝拇指略弯曲，用拇指指腹在宝宝的拇指桡侧面由指尖推向指根。推300次。

按摩要领

用力宜柔和均匀，推动时要有节律。频率为每分钟120~200次。此处一定要注意推动的方向，方向错了疗效就不一样了！

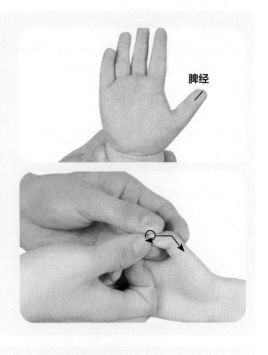

脾经

第二步 补肺经

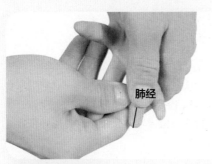

肺经

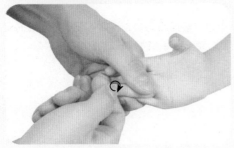

找对位置

无名指末节螺纹面。

操作方法

用拇指指腹在宝宝的无名指末节螺纹面上顺时针方向旋转推动。推300次。

按摩要领

用力宜柔和均匀，推动时要有节律。频率为每分钟120~250次。

第三步 揉肾顶穴

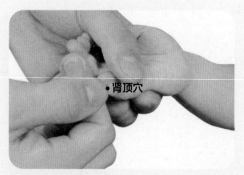

肾顶穴

找对位置
位于小指顶端。

操作方法
用拇指或中指指腹在宝宝的小指末节顶端上按顺时针方向旋转揉动，称为揉肾顶。揉2分钟。

按摩要领
用力应轻柔而均匀，手指不要离开接触的皮肤。频率为每分钟120~250次。

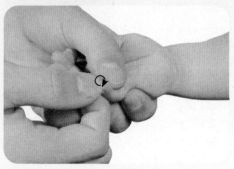

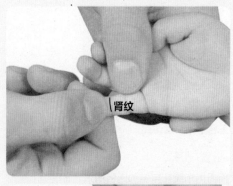

肾纹

第四步 揉肾纹

找对位置
小指掌面末节横纹处。

操作方法
一手握宝宝手掌，使其掌心向上，拇指与食指、中指上下夹持固定宝宝小指，用另一手拇指指腹在宝宝肾纹上按顺时针旋转按揉。揉1分钟。

按摩要领
用力应轻揉而均匀，手指不要离开接触的皮肤。频率为每分钟120~250次。

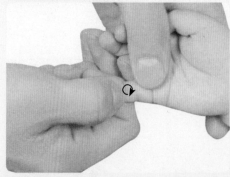

第五步 捏脊

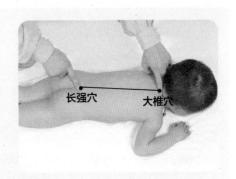

长强穴　大椎穴

找对位置

颈部大椎穴至尾骨处的长强穴端成一条直线，大椎穴在低头时颈部突出最高处（第七颈椎棘突）下的凹陷处。

操作方法

捏脊前，先在背部轻轻按摩几遍，使肌肉放松，消除宝宝的紧张情绪。使用捏法从尾骨端一直捏到颈部大椎穴，捏5~10遍，捏最后一遍时，每捏3下，要轻轻用力上提1次。至皮肤红润微充血为止。

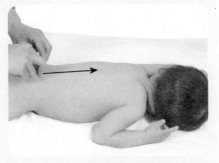

按摩要领

操作时，捏起皮肤的多少及力度大小要适当，不可太用力，否则宝宝会反抗。捻动向前时，须直线前进，不可偏斜。另外，不可拧转皮肤，也不可捏得太紧、太少，捏太紧不容易向前捻动推进，捏太少则不易捏起皮肤。

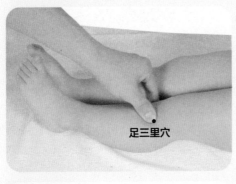

足三里穴

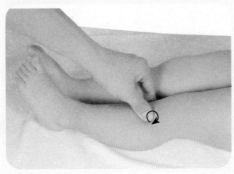

第六步 掐揉足三里穴

找对位置

膝关节外侧凹陷下3寸，胫骨前缘旁开1处。

操作方法

用拇指指腹在足三里穴上垂直用力掐按，然后按顺时针方向旋转揉动，先掐后揉。如此交替操作1分钟。

按摩要领

掐法操作时，应逐渐用力，忌粗暴用力；揉法操作时，用力应轻柔而均匀，手指不要离开接触的皮肤。频率为每分钟120~250次。

第七步 按揉脾俞穴

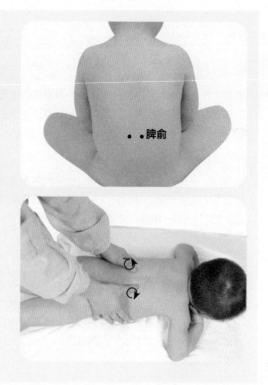

找对位置

第十一胸椎棘突下，旁开1.5寸处，左右各一穴。

操作方法

用拇指指腹分别点按在两侧的脾俞穴，用力往下按压，然后按顺时针或逆时针方向旋转揉动。如此交替按揉1分钟。

按摩要领

按法操作时，要逐渐用力，不要突然或过于用力；揉法操作时，用力应轻柔而均匀，手指不要离开接触的皮肤。频率为每分钟120~250次。

第八步 按揉肺俞穴

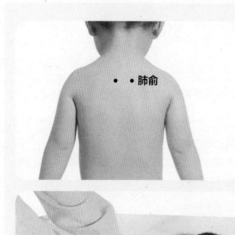

找对位置

第三胸椎棘突下，旁开1.5寸处，左右各一穴。

操作方法

用拇指指腹在肺俞穴上用力往下按压，然后按顺时针或逆时针方向旋转揉动。如此交替按揉1分钟。

按摩要领

按法操作时，要逐渐用力，向下按揉；揉法操作时，用力应轻柔而均匀，手指不要离开接触的皮肤。频率为每分钟120~250次。

▶随症加减：营卫不和型

营卫不和型自汗的症状表现为：随时出汗，头痛恶风，鼻塞流涕，周身酸痛，口不渴，食欲欠佳。治疗时要在基础按摩疗法上增加以下手法。

第一步　揉上下肢肌肉

用双手揉拿上下肢的肌肉，并用手掌摩擦各个部位，每部位5~8次。

第二步　拿肩井穴

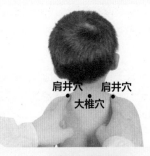

肩井穴　　肩井穴
大椎穴

找对位置

大椎穴在低头时颈部突出最高处（第七颈椎棘突）下的凹陷处。肩井穴位于肩部筋肉处，大椎与肩峰连线之中点。

操作方法

以拇指指端与食指、中指二指指端相对，用力提拿肩井穴，称拿肩井。拿5~10次。

按摩要领

拇指和其他手指用力应协调一致，动作要轻巧灵活、缓和连续。频率为每分钟30~100次。

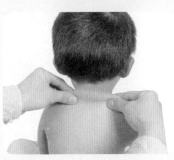

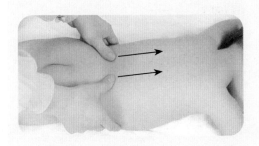

第三步　推擦脊柱两侧膀胱经

让宝宝俯卧，用双手拇指指腹推擦宝宝脊柱两侧的膀胱经，以透热为度。

▶随症加减：肺脾气虚型

肺脾气虚型自汗的症状表现为：随时出汗（动则加剧），面色苍白，肢体欠温，唇色浅淡，气短，易感冒咳嗽。治疗时要在基础按摩疗法上增加以下手法。

第一步 推三关

找对位置

位于前臂桡侧（拇指侧），自腕横纹桡侧的阳池至肘横纹处的曲池成一条直线。

操作方法

用拇指侧面或食指、中指指腹自腕推向肘，称推三关。推100次。

按摩要领

用力宜柔和均匀，推动时要有节律。频率为每分钟100~200次。注意推动的方向是从腕到肘，不可反方向操作！

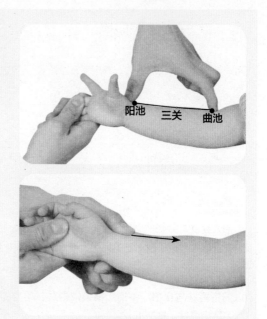

第二步 揉板门穴

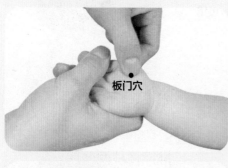

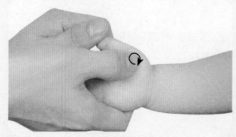

找对位置

手掌面大鱼际平面。

操作方法

用拇指按揉板门穴，顺时针或逆时针都可以。揉100次。

按摩要领

用力应轻柔而均匀，手指不要离开接触的皮肤。频率为每分钟120~250次。

第三步 摩中脘穴

找对位置

位于肚脐直上4寸处，胸骨体下缘到肚脐正中连线的中点。

操作方法

用食指、中指、无名指、小指四指指腹或掌心在宝宝的中脘穴逆时针方向旋转摩揉，称为摩中脘穴。摩2~5分钟。

按摩要领

操作时，着力部分要随腕关节运动而旋转，动作要协调，做到"皮动肉不动"。频率为每分钟80~120次。

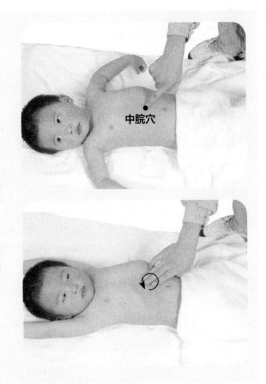

中脘穴

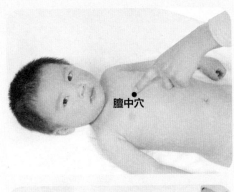

膻中穴

第四步 按揉膻中穴

找对位置

位于胸骨上，两乳头连线的中央。

操作方法

用拇指或食指指腹在膻中穴上用力往下按压，然后按顺时针方向旋转揉动。如此交替按揉1分钟。

按摩要领

按法操作时，宜逐渐用力，不宜突然或过于用力；揉法操作时，用力应轻柔而均匀，手指不要离开接触的皮肤。频率为每分钟120~250次。

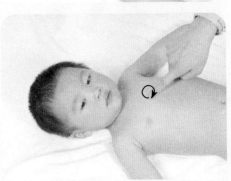

第五步 按揉三阴交穴

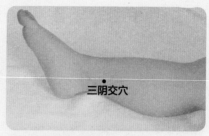

三阴交穴

找对位置

位于足内踝尖直上3寸处。

操作方法

用拇指或食指指腹在宝宝的三阴交穴上按压，然后按顺时针方向旋转揉动。如此交替按揉1分钟。

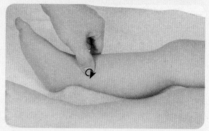

按摩要领

按法操作时，拇指要伸直，按压时应垂直用力，缓力按之，由轻渐重，频起频按，不离其位；揉法操作时，用力应轻柔而均匀，手指不要离开接触的皮肤。频率为每分钟120~250次。

▶ 随症加减：胃热炽盛型

胃热炽盛型自汗的症状表现为：自汗频出，汗量较多，口渴喜冷饮，发热面赤，烦躁不宁，大便干燥，小便短赤。治疗时要在基础按摩疗法上增加以下手法。

第一步 清胃经

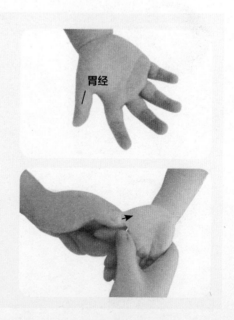

胃经

找对位置

拇指掌面近掌端第一节。

操作方法

用拇指侧面或指腹在宝宝拇指掌面近掌端第一节向指根方向直推。推100~500次。

按摩要领

用力宜柔和均匀，推动时要有节律。频率为每分钟120~250次。

第二步 推肺经

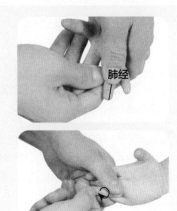

找对位置
无名指末节螺纹面。

操作方法
用拇指指腹在宝宝的无名指末节螺纹面上按顺时针方向旋转推动。推150次。再向指根方向直推，推150次。

按摩要领
用力宜柔和均匀，推动时要有节律。频率为每分钟120~250次。

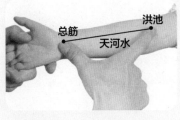

第三步 清天河水

找对位置
前臂内侧正中，自腕横纹中央总筋至肘横纹正中洪池成一条直线。

操作方法
用食指、中指二指指腹自腕推向肘部，称推天河水或清天河水。推200次。

按摩要领
用力宜柔和均匀，推动时要有节律。频率为每分钟80~150次。推的方向必须是从腕到肘，不可反方向操作哦！

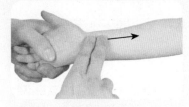

第四步 退六腑

找对位置
位于前臂尺侧（小指侧）缘，自肘关节肱骨内上髁至腕横纹处的阴池成一条直线。

操作方法
用拇指指腹或食指、中指指腹自肘向腕做直线推动，称退六腑，又称推六腑。推200次。

按摩要领
用力宜柔和均匀，推动时要有节律。频率为每分钟100~200次。推的方向必须是从肘到腕，不可反方向操作哦！

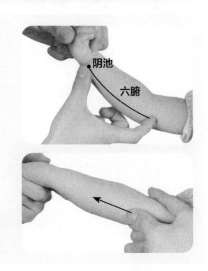

第五步 清小肠经

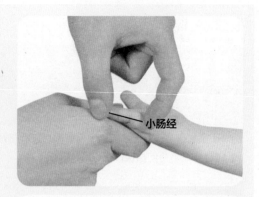

小肠经

找对位置

位于小指尺侧（外侧）边缘，自指尖到指根成一条直线。

操作方法

用拇指侧面或指腹在宝宝的小指外侧边缘向指尖方向做直线推动，称清小肠经。推200次。

按摩要领

用力宜柔和均匀，推动时要有节律。频率为每分钟120~250次。此处一定要注意推动的方向，方向错了治疗效果就不一样了！

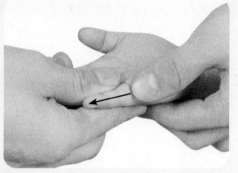

第六步 推下七节骨

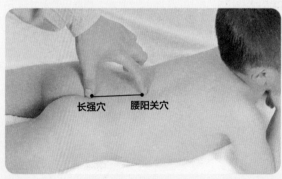

长强穴　　腰阳关穴

找对位置

找到宝宝的髋骨，也就是叉腰摸到的骨头，髋骨高点连线与脊柱相交的地方是第四腰椎，第四腰椎棘突至尾椎骨处的长强穴成一条直线。

操作方法

用拇指桡侧面或指腹自上向下做直推，称为推下七节骨。推300次。

按摩要领

用力宜柔和均匀，推动时要有节律。频率为每分钟80~200次。此处一定要注意推动的方向是自上而下，方向错了治疗效果可就不一样了！

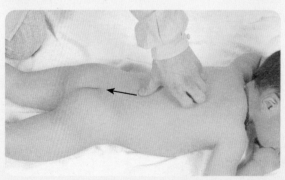

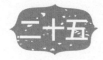

二十五　肥胖的按摩疗法
还宝宝"苗条"身材

宝宝怎么了？

宝宝长得胖乎乎的，人见人爱，亲朋好友见了总忍不住上前捏捏他的小脸蛋儿，爸爸妈妈开始也很高兴，不过，很快宝宝的"长势"就让他们高兴不起来了。宝宝越长越胖，行动越来越迟缓，反应也没以前敏捷了。难道要给宝宝减肥了？

专家有话说！

如果宝宝的能量摄入长期超过自身的需求，使体内的脂肪过度积聚，体重就会超标，引发肥胖症。判断宝宝是否肥胖有一个标准：如果宝宝的体重未超过标准体重的10%，属于正常体重；超过20%，就是肥胖，当然宝宝肥胖不能单纯依据体重指数。标准体重的计算方法在不同时期有所不同，具体如下：

出生1~6个月：标准体重（克）＝出生体重（克）＋月龄×600

出生7~12个月：标准体重（克）＝出生体重（克）＋月龄×500

1岁以上的宝宝：标准体重（千克）＝年龄（岁）×2＋8

少年及成人：标准体重（千克）＝身高（厘米）－105

注：出生体重平均约3千克。

引发宝宝肥胖症的因素有很多。首先是遗传因素。肥胖症的遗传性很高，如果爸爸妈妈双方都很胖，那么后代患肥胖症的概率高达70%~80%。父母双方其中一方肥胖的话，后代肥胖的发生概率也高达40%~50%。如果父母双方体重正常，后代肥胖症的发生概率只有10%~14%。

在现代生活当中，绝大多数宝宝肥胖症是由宝宝营养过剩引起的。如果孕妈妈在妊娠后期摄入过多营养，就有可能生出超重儿。宝宝出生以后，如果喂养不当，给宝宝喂食过多高热量的食物，宝宝的体重也会快速增加，形成肥胖。此外，缺乏运动也是宝宝肥胖的重要原因之一。中医认为暴饮暴食、活动量少等使脾胃的运化功能失常、痰湿积聚于体内就会导致肥胖。

爸爸妈妈巧应对！

肥胖是宝宝常见病症之一。对于肥胖的宝宝，家长只要控制好饮食，督促宝宝多进行运动锻炼，并配合经络按摩疗法调节好宝宝的脾胃，长期坚持就可以有效地帮助宝宝减肥。

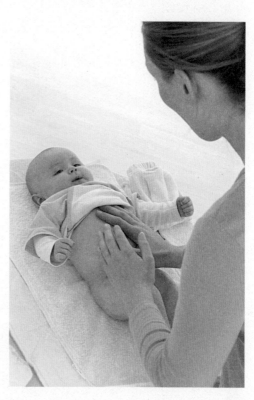

▷肥胖的基础按摩疗法

中医认为宝宝脾胃的运化功能失常，痰湿积聚于体内就会导致肥胖。以下是针对宝宝肥胖症的基础按摩疗法。

第一步 摩中脘穴

找对位置

肚脐向上4寸处，胸骨体下缘到肚脐正中连线的中点。

操作方法

用食指、中指、无名指、小指四指指腹或掌心在宝宝的中脘穴顺时针或逆时针方向旋转摩揉，称为摩中脘穴。摩5分钟。

按摩要领

摩法操作时，着力部分要随腕关节运动而旋转，动作要协调，做到"皮动肉不动"。频率为每分钟120次。

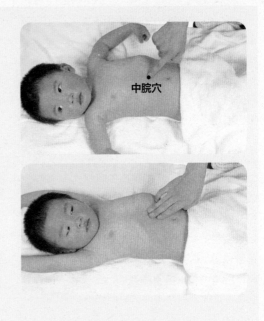

第二步 揉天枢穴

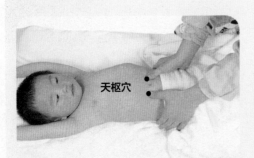

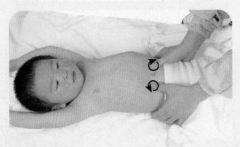

找对位置

位于肚脐旁开2寸处，左右各一穴。

操作方法

用拇指或食指分别点按在两侧的天枢穴，然后按顺时针或逆时针方向揉动。揉1~3分钟。

按摩要领

用力应轻柔均匀，手指不要离开接触的皮肤。频率为每分钟120~250次。

第三步 提拿脐上、脐下

让宝宝仰卧，用双手的大拇指、食指、中指，稍用力提拿脐上、脐下部位的肌肉组织，拿起时可加捻压动作，放下时动作应缓慢。反复操作10~20次。

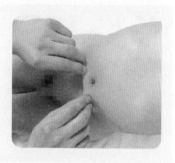

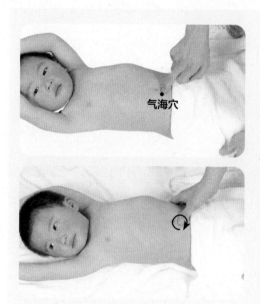

气海穴

第四步 揉气海穴

找对位置

位于肚脐直下1.5寸处。

操作方法

用拇指或中指指腹按压在气海穴上，然后按顺时针方向旋转揉动，先按后揉。如此交替按揉1分钟。

按摩要领

按法操作时，应该逐渐用力，不要突然或过于用力；揉法操作时，用力应轻柔而均匀，手指不要离开接触的皮肤。频率为每分钟120~250次。

第五步 按揉足三里穴

找对位置

膝关节外侧凹陷下3寸，胫骨前缘旁开1寸处。

操作方法

用拇指指腹在足三里穴上用力往下按压，然后按顺时针方向旋转揉动。如此交替按揉1~3分钟。

按摩要领

按法操作时，应该逐渐用力，不要突然或过于用力；揉法操作时，用力应轻柔而均匀，手指不要离开接触的皮肤。频率为每分钟120~250次。

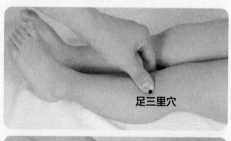

足三里穴

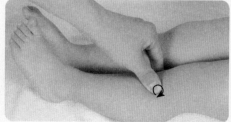

第六步 点按丰隆穴

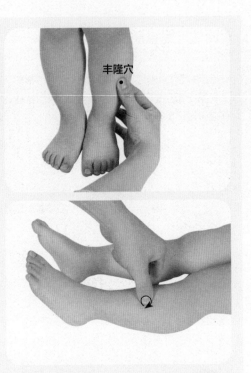

丰隆穴

找对位置

位于外踝尖直上8寸处，胫骨前缘外侧1.5寸处，胫腓骨之间。

操作方法

用拇指指腹在丰隆穴上集中用力点按，然后按顺时针或逆时针方向旋转揉动。如此交替点揉1~3分钟。

按摩要领

点法属于强刺激手法，不宜多用。操作时着力要稳，点法完成后宜用揉法缓解不适感；揉法操作时，用力应轻柔而均匀，手指不要离开接触的皮肤。频率为每分钟120~250次。

第七步 拿合谷穴

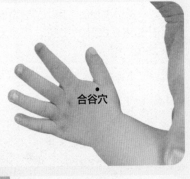

合谷穴

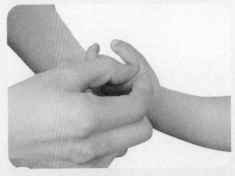

找对位置

位于虎口，第一、第二掌骨间凹陷中。

操作方法

用拇指与食指指腹相对或拇指与其余四指相对捏住合谷穴，逐渐用力内收，并持续实施揉捏，称为拿合谷。反复操作10~15次。

按摩要领

提拿的动作要缓和连贯，用力要由轻到重，再由重到轻。频率为每分钟30~100次。

第八步 按揉脾俞穴

找对位置

第十一胸椎棘突下，旁开1.5寸处，左右各一穴。

操作方法

用拇指指端或指腹分别点按两侧的脾俞穴，用力往下掀按，然后用手指轻轻地按顺时针或逆时针方向旋转揉动。如此交替按揉1分钟。

按摩要领

按法操作时，要逐渐用力，不要突然或过于用力；揉法操作时，用力应轻柔而均匀，手指不要离开接触的皮肤。频率为每分钟120~250次。

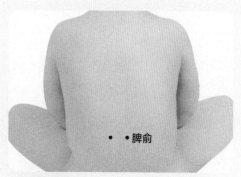

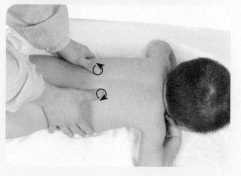

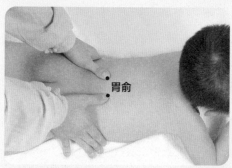

第九步 按揉胃俞穴

找对位置

位于第十二胸椎棘突下，旁开1.5寸处，左右各一穴。

操作方法

用双手拇指腹在宝宝的两侧胃俞穴上按压，然后顺时针或逆时针方向旋转揉动。如此交替按揉1分钟。

按摩要领

按法操作时，拇指要伸直，按压时应垂直用力，缓力按之，由轻渐重，频起频按，不离其位；揉法操作时，用力应轻柔而均匀，手指不要离开接触的皮肤。频率为每分钟120~250次。

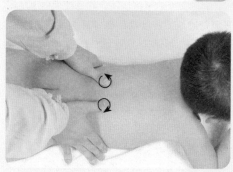

▶随症加减：肥胖体质有气短、乏力者

肥胖并伴有气短、乏力的宝宝，治疗时要在基础按摩疗法上增加以下手法。

第一步 按揉膻中穴

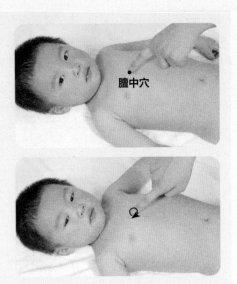

膻中穴

找对位置

位于胸骨上，两乳头连线之中央。

操作方法

用拇指或食指、中指指腹在膻中穴上用力往下按压，然后按顺时针方向旋转揉动。如此交替按揉1分钟。

按摩要领

按法操作时，宜逐渐用力，不宜突然或过于用力；揉法操作时，用力应轻柔而均匀，手指不要离开接触的皮肤。频率为每分钟120~250次。

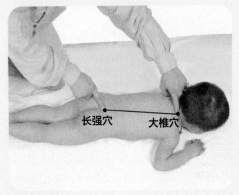

长强穴 大椎穴

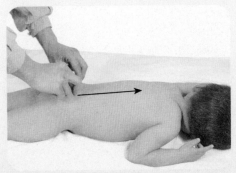

第二步 捏脊

找对位置

颈部大椎穴至尾骨端的长强穴成一直线，大椎穴在低头时颈部突出最高处（第七颈椎棘突）下的凹陷处。

操作方法

捏脊前，先在背部轻轻按摩几遍，使肌肉放松，消除宝宝的紧张情绪。然后使用捏法从尾骨端处的长强穴一直捏到颈部大椎穴，捏10遍，捏最后一遍时，每捏3下，要轻轻用力上提1次，至皮肤红润微充血为止。

按摩要领

操作时，捏起皮肤的多少及力度大小要适当，不可太用力，否则宝宝就要反抗啦！捻动向前时，须直线前进，不可偏斜。另外，不可拧转皮肤，也不可捏太紧、太少，捏太紧不容易向前捻动推进，捏太少则不易捏起皮肤。

第三步 横擦胸上部

用双手手掌横擦宝宝的胸部上方，以透热为度。

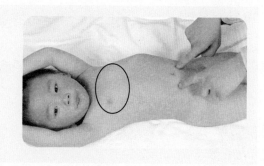

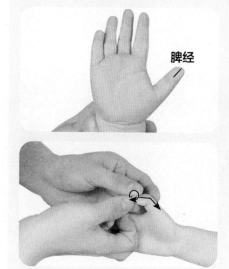

脾经

第四步 补脾经

（找对位置）

拇指末节螺纹面。

（操作方法）

旋推或将宝宝拇指略弯曲，用拇指指腹在宝宝的拇指桡侧面由指尖推向指根。推300次。

（按摩要领）

用力宜柔和均匀，推动时要有节律。频率为每分钟120~250次。此处一定要注意推动的方向，方向错了疗效就不一样了！

第五步 补肺经

（找对位置）

无名指末节螺纹面。

（操作方法）

用拇指指腹在宝宝的无名指末节螺纹面上顺时针方向旋推。推100次。

（按摩要领）

用力宜柔和均匀，推动时要有节律。频率为每分钟120~250次。

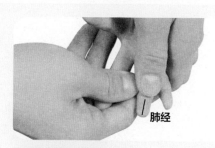

肺经

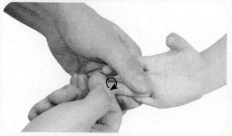

▶随症加减：肥胖伴有大便秘结者

肥胖伴有大便秘结的宝宝，治疗时要在基础按摩疗法上增加以下手法。

第一步 推下七节骨

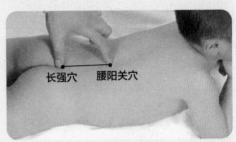

长强穴　腰阳关穴

找对位置

找到宝宝的髋骨，也就是叉腰摸到的骨头，髋骨高点连线与脊柱相交的地方是第四腰椎，第四腰椎棘突至尾椎骨处的长强穴成一条直线。

操作方法

用拇指桡侧面或指腹自上向下做直推，称为推下七节骨。反之，自下向上推，称为推上七节骨。推300次。

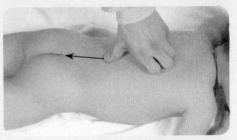

按摩要领

用力宜柔和均匀，推动时要有节律。频率为每分钟80~200次。此处一定要注意推动的方向是自上而下，方向错了治疗效果就不一样了！

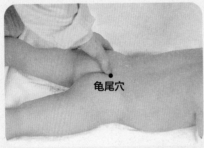

龟尾穴

第二步 揉龟尾穴

找对位置

位于尾骨端。

操作方法

用拇指指端或中指指端在宝宝的龟尾穴按顺时针方向旋转揉动，称揉龟尾。揉1分钟。

按摩要领

用力应轻柔而均匀，手指不要离开接触的皮肤。频率为每分钟120~250次。

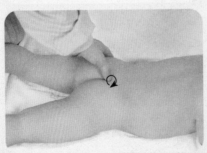

第三步 搓擦两肋

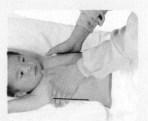

找对位置

从腋下到肋骨尽处部分，两侧胁肋处，也就是右侧的肝胆区和左侧的胰腺脾脏区。

操作方法

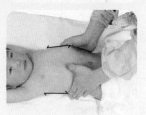

用双手手掌夹住宝宝的两肋部位，相对用力做相反方向的搓擦往返移动。反复搓擦30~50次。

按摩要领

操作时手掌着力部位要紧贴皮肤，不要强用压力，以免擦伤皮肤。用力要均匀而沉稳，动作要均匀连续，搓动要快，移动要慢。

生活调理

在实施经络按摩疗法治疗宝宝肥胖症的同时还要注意以下事项：

❶ **从宝宝的饮食抓起／**首先要改善宝宝的饮食结构。对食欲旺盛的宝宝，应挑选热量较低的食物，如蔬菜、瓜果等，尽量避免油腻及含盐分、糖分较多的食物。其次，要让宝宝三餐规律。如果宝宝不吃早餐，午餐和晚餐就会吃得比较多，容易导致肥胖。再次，要培养宝宝细嚼慢吞的饮食习惯。如果宝宝吃东西太快，胃即使已经饱了，大脑也不会立刻反应过来，宝宝就会继续往下吃，从而饮食过量。如果宝宝养成了细嚼慢咽的习惯，咀嚼会增加饱腹感，宝宝所摄取的总食量就会大大减少。最后，给宝宝多喝水，多吃粗纤维食物，避免给宝宝吃太多的快餐和零食。多喝水可以促进身体代谢，加速能量消耗，帮助宝宝减肥。

❷ **鼓励宝宝多进行体育锻炼／**运动可以加速体内脂肪燃烧，促进能量代谢，因此家长要多鼓励宝宝参加体育运动。刚开始时，以散步、游戏、体操或慢跑等轻体育活动为宜，再逐渐增加运动量及时间。注意不要让宝宝进行太过剧烈的活动，以避免对宝宝造成不利的影响。

❸ **尽量消除宝宝的精神负担／**一些家长因为担心宝宝肥胖影响身体健康，有时难免对宝宝进行指责，这样会引起宝宝精神紧张，甚至引发宝宝的逆反心理。家长应该帮助宝宝正确地看待肥胖，帮助宝宝消除自卑心理，鼓励其树立信心，配合治疗。

❹ **帮助宝宝遵行减肥计划／**爸爸妈妈最好跟宝宝一起制订减肥计划，记录宝宝每日体重、饮食、活动等的变化，并定期总结。

❺ **不要乱用减肥药／**宝宝尚幼小，脏腑还很娇嫩，因此绝不能乱用减肥药。

多动症的按摩疗法
让宝宝变得安静乖巧

宝宝怎么了?

宝宝5岁了,但是太活泼好动了,几乎是一刻都不消停,做什么都是三分钟热度,就算是他喜欢的漫画书或动画片,也只是看一会儿就没兴趣了,很难集中注意力。妈妈忧心忡忡:宝宝是不是得了多动症呢?

专家有话说!

宝宝多动症,又称轻微脑功能障碍综合征,是指智力发育正常的宝宝,有不同程度的注意力不集中、活动过多、学习困难和情绪不稳等症状。现代医学认为,多动症可能与宝宝出生前后受到轻微脑损伤、遗传及代谢异常等因素有关。

不同年龄段的多动症宝宝症状表现有所不同,婴儿期通常表现为不安静、夜卧不安;小儿期表现为不能静坐、好动、充满好奇;学龄期的宝宝表现为在课堂上不能认真听讲、好做小动作、注意力不集中、不能参加正常的兴趣活动。

爸爸妈妈巧应对!

一旦确诊宝宝得了多动症,爸爸妈妈千万不要对宝宝表现出厌烦的神情,更加不要用大声责骂或用体罚的方式来教育宝宝,相反要更加关心宝宝。日常生活中,家长要培养宝宝养成正常的生活和学习习惯,逐渐集中宝宝的注意力。此外,经常给宝宝按摩可以起到舒缓神经、安抚宝宝情绪的作用,同时还能增进亲子之间的交流,让宝宝体会爸爸妈妈的爱意。

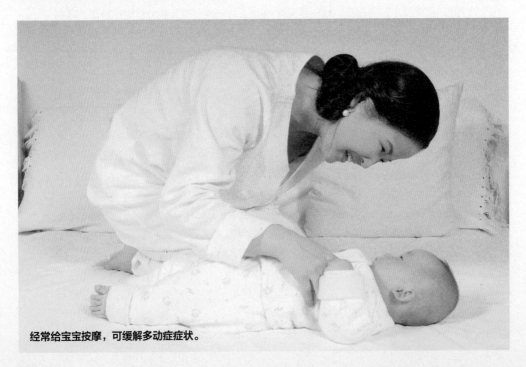

经常给宝宝按摩,可缓解多动症症状。

▷ 多动症的基础按摩疗法

以下是治疗宝宝多动症的基础按摩疗法。

第一步 开天门

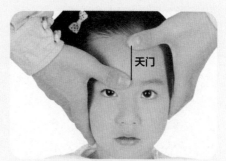

找对位置

两眉头连线中点至前发际成一条直线，也就是额头的正中线，称为天门。

操作方法

用两拇指自下而上交替直线推动，称开天门，又称推攒竹。推50次。

按摩要领

用力宜柔和均匀，推动时要有节律。频率为每分钟120~250次。

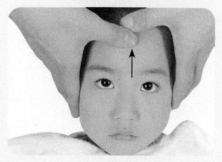

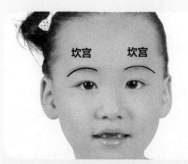

第二步 推坎宫

找对位置

自眉头沿眉心向眉梢成一横线。

操作方法

两拇指自眉头向眉梢做分推，称推坎宫。推50次。

按摩要领

用力宜柔和均匀，推动时要有节律。频率为每分钟120~250次。

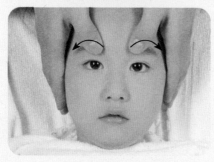

第三步 运太阳穴

找对位置

眉梢与眼角延长线相交处，眉后按之凹陷处。

操作方法

以双手拇指或中指指端在太阳穴上，以顺时针或逆时针方向旋转运行推动，称运太阳。运100次。

按摩要领

运法宜轻不宜重，宜缓不宜急，要在体表旋绕摩擦推动，不带动深层肌肉组织，运时向耳郭方向稍用力。频率为每分钟80~120次。

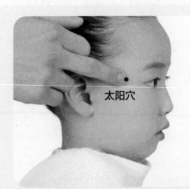

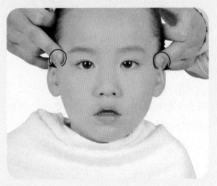

第四步 清心经

找对位置

中指末节螺纹面。

操作方法

用拇指指腹或侧面在宝宝的中指末节螺纹面向指根方向做直线推动，称为清心经。推200次。

按摩要领

用力宜柔和均匀，推动时要有节律。频率为每分钟120~250次。此处一定要注意推动的方向，方向错了治疗效果就不一样了！

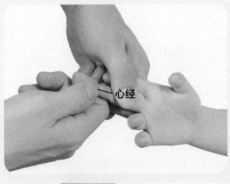

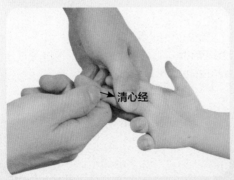

第五步 清肝经

找对位置

食指末节螺纹面。

操作方法

用拇指指腹或侧面从宝宝的食指末节螺纹面向指根方向直推，称清肝经。推200次。

按摩要领

用力宜柔和均匀，推动时要有节律。频率为每分钟120~250次。肝经一般宜清不宜补，若要补可用补肾经代替。此处一定要注意推动的方向，方向错了治疗效果就不一样了！

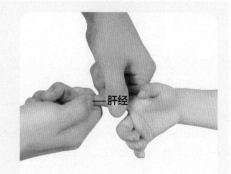

肝经

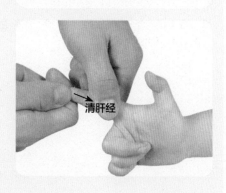

清肝经

第六步 补脾经

找对位置

拇指末节螺纹面。

操作方法

旋推或将宝宝拇指略弯曲，用拇指指腹在宝宝的拇指桡侧面由指尖推向指根。推200次。

按摩要领

用力宜柔和均匀，推动时要有节律。频率为每分钟120~200次。此处一定要注意推动的方向，方向错了疗效就不一样了！

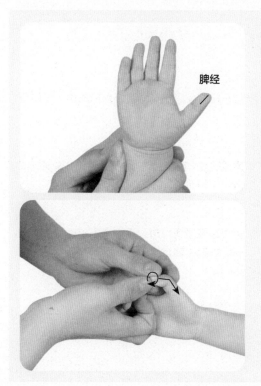

脾经

第七步 补肾经

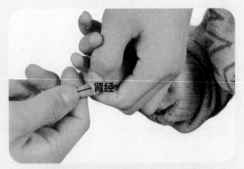

肾经

找对位置

小指末节螺纹面。

操作方法

用拇指指腹在宝宝的小指末节螺纹面向指尖方向做直线推动，称为补肾经。推100次。

按摩要领

用力宜柔和均匀，推动时要有节律。频率为每分钟120~250次。

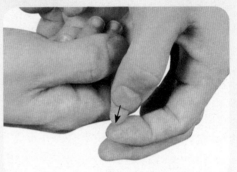

第八步 揉小天心穴

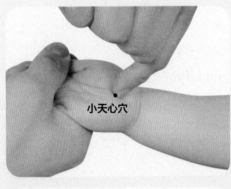

小天心穴

找对位置

位于掌根大、小鱼际交接处凹陷中，又叫鱼际交。

操作方法

用拇指或中指在宝宝的小天心穴上按顺时针或逆时针方向揉动，称揉小天心。揉100次。

按摩要领

用力应轻柔而均匀，手指不要离开接触的皮肤。频率为每分钟120~250次。

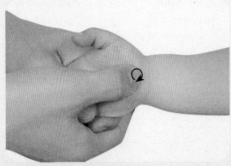

第九步 揉心俞穴

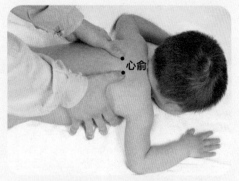

找对位置

第五胸椎棘突下旁开1.5寸处，左右各一穴。

操作方法

以双手拇指指腹分别置于宝宝左右心俞穴位上顺时针方向旋转揉动，称揉心俞。揉50次。

按摩要领

用力应轻柔而均匀，手指不要离开接触的皮肤。频率为每分钟120~250次。

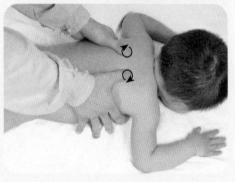

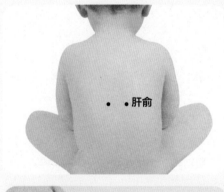

第十步 揉肝俞穴

找对位置

第九胸椎棘突下，旁开1.5寸处，左右各一穴。

操作方法

以双手拇指指腹分别置于宝宝左右肝俞穴上按顺时针旋转揉动，称揉肝俞。揉50次。

按摩要领

用力应轻柔均匀，手指不要离开接触的皮肤。频率为每分钟120~250次。

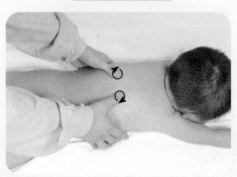

第十一步 推脊

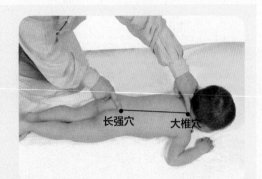

长强穴　　大椎穴

找对位置

颈部大椎穴至尾骨端处的长强穴成一条直线。大椎穴在低头时颈部突出最高处（第七颈椎棘突）下的凹陷处。

操作方法

用拇指指腹自宝宝颈部和龟尾间做直线推动，称推脊。推50~100次。

按摩要领

用力宜柔和均匀，推动时要有节律。频率为每分钟30~120次。注意推动的方向是从尾骨到颈部，不要反方向操作。

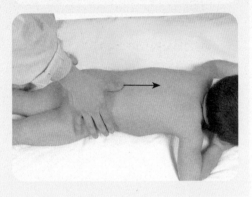

第十二步 揉脾俞穴

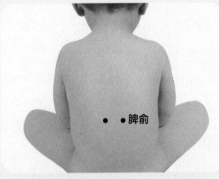

●　●脾俞

找对位置

位于第十一胸椎棘突下，旁开1.5寸处，左右各一穴。

操作方法

用双手拇指指腹分别在宝宝背部两侧的脾俞穴按顺时针或逆时针方向旋转揉动。揉50次。

按摩要领

用力应轻柔而均匀，手指不要离开接触的皮肤。频率为每分钟120~250次。

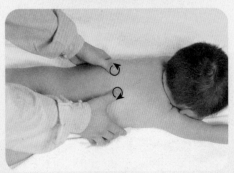

生活调理

对于多动症的宝宝，除了使用按摩疗法治疗外，爸爸妈妈还要注意以下护理事项：

❶ 多陪伴宝宝 / 多动症宝宝做事常常三心二意，且易受环境的影响。因此宝宝在安静的环境中画画或做作业，爸爸或妈妈最好能陪伴在身边。需提醒的是，父母陪伴在侧的主要任务不是辅导更不是批评，而是督促他专心致志，防止其边学边玩，以帮助宝宝集中注意力。

❷ 安排好宝宝的作息时间 / 多动症宝宝做事没有头绪，爸爸妈妈最好每天帮助宝宝安排游戏、活动和学习，合理分配好时间，使宝宝意识到每天该做的事一件也不能少。

❸ 训练宝宝集中注意力 / 多动症宝宝不能有效地控制自己的行为，做事持续时间短。因此，父母最好依据宝宝的情况，制订一对一的时间表，并随其症状的改善作相应的调整。设定时间段的长度应比宝宝能保持的"最高水平"长几分钟，使他稍稍努力就能达到。但注意不要将目标定得过高，目标定得过高会让宝宝看不到希望，反而对训练不利。

❹ 注意宝宝的饮食 / 多动症患儿应少吃含酪氨酸或色氨酸的食物，如挂面、糕点等也要少吃含甲基水杨酸的食物，如番茄、苹果、橘子等。应该给宝宝多吃含铁丰富的食物，如肝脏、禽血、瘦肉等，因为铁是造血的原料，铁元素充足能促使大脑功能发育正常，从而减轻病情。相反，缺铁会使大脑的发育迟缓，影响宝宝的情绪，加重症状。

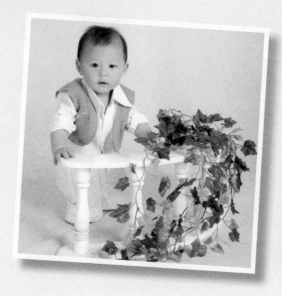

妈妈每天都训练宝宝长久注视一样东西，一个月后，宝宝的注意力集中程度会得到很大提高。

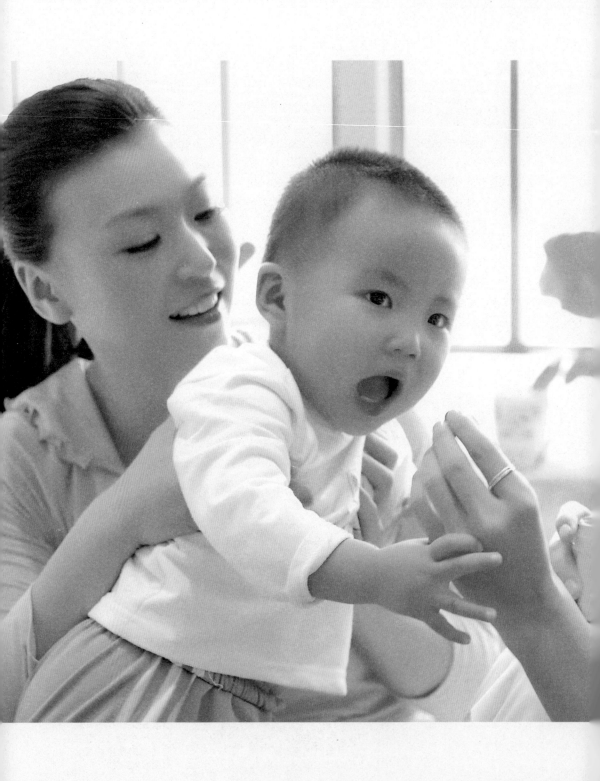

03

强身健体按摩疗法
亲手把健康送给宝宝
是父母最大的幸福

为了宝宝的健康和聪明,

爸爸妈妈无论花多少钱、多少心思都心甘情愿,

但买各式补品、保健品给宝宝补身健脑,

却收效甚微。

其实,省钱省心又安全高效的办法唾手可得。

宝宝日常按摩保健手法,不仅可以防治疾病、强身健体,

还能安神定志、益智补脑。

不假外物,不需钱财,

你就可以成为宝宝最佳的保健医生。

爱,可以这样轻巧地、温柔地,

用双手去传递。

一 强身法

宝宝身体健康、聪明伶俐是每位爸爸妈妈最大的愿望。但由于各种原因，现实生活中宝宝体质差、肠胃不适、个子矮小、智力低下等各种问题令许多爸爸妈妈焦虑。针对上述问题，以下将为家长们介绍五种最管用的强身按摩法，帮助宝宝健康、聪明地成长。

▷ 综合保健

有一套适合每个宝宝的日常保健按摩法，就是"5指1捏"法，坚持做这套手法可增强宝宝的体质，使宝宝身体健康。"5指1捏"，就是指推宝宝的5个手指掌面和捏脊。这套方法就是每天给宝宝捏脊5遍。补脾经200次，清肝经、清心经各100次，补肺经200次，揉板门穴150次。

捏脊

先在背部轻轻按摩几遍，使肌肉放松，消除宝宝的紧张情绪，然后使用捏法从尾骨端一直捏到颈部大椎穴，捏最后一遍时，每捏3下，要轻轻用力上提1次。

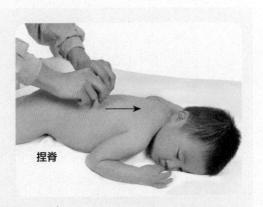

捏脊

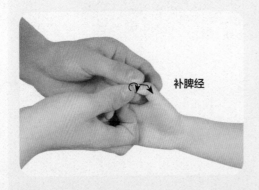

补脾经

补脾经

父母用左手拇指和食指捏住宝宝的大拇指，旋推拇指末节螺纹面或将宝宝的大拇指略弯曲，施术者用拇指在宝宝的拇指桡侧面由指尖推向指根。

清肝经

用拇指指腹或指侧从宝宝的食指末节螺纹面向指根方向直推。

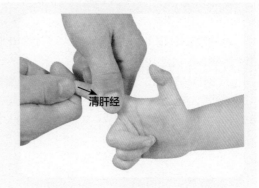

补肺经

用拇指指腹在宝宝的无名指末节螺纹面上按顺时针方向旋转揉动。

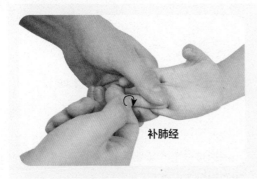

清心经

用拇指指腹或指侧在宝宝的中指末节螺纹面向指根方向做直线推动。

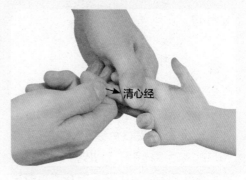

揉板门穴

用拇指按揉宝宝手掌大鱼际平面中点，顺时针或逆时针都可以。

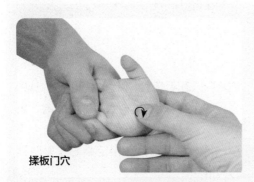

▷肠胃保养

　　有的宝宝肠胃比较弱，容易腹泻，父母就要在平时多给宝宝按摩，调理宝宝的肠胃，以预防肠胃疾病的发生。

　　以下介绍的方法中，清大肠经100~500次，揉板门穴1~3分钟，揉外劳宫穴3~5分钟，运内八卦100~500次，揉脐3~5分钟，摩腹3~5分钟，按揉足三里穴1~3分钟，捏脊3~5遍。家长可以从第一项做起，不一定做完，如第一项做完一周后有效果，就坚持做下去，也可以交叉使用，任意组合，后面的按摩视效果而增减。

清大肠经

用拇指侧面或指腹在宝宝食指桡侧面从指根往指尖方向推，称清大肠经。

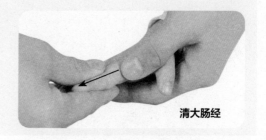

清大肠经

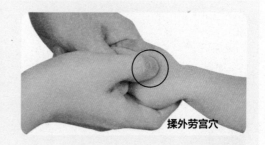

揉板门穴

揉板门穴

用拇指按揉宝宝手掌大鱼际平面，顺时针或逆时针方向都可以。

揉外劳宫穴

用拇指在宝宝的手背外劳宫穴按顺时针方向揉动，称揉外劳宫。外劳宫穴在宝宝手掌背正中，与手掌内劳宫穴对应，内劳宫在自然握拳时无名指指尖贴着的地方，即第三、四掌骨间。

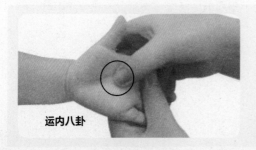

揉外劳宫穴

运内八卦

运内八卦

内八卦穴在手掌面，以掌心为圆心，从圆心至中指根横纹2/3长度为半径做圆，内八卦穴为一圆圈。用左手捏住宝宝手指，用右手大拇指在宝宝掌心按顺时针方向推动。

揉脐

脐即肚脐，用食指、中指指腹或手掌揉之。

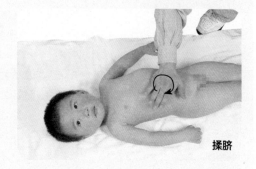

揉脐

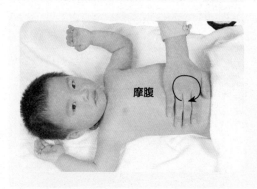

摩腹

摩腹

腹指宝宝腹部，用食指、中指、无名指、小指四指指腹或全掌放在宝宝腹部做圈状摩揉。

按揉足三里穴

足三里穴在外膝眼下4指（宝宝的4指），胫骨前缘外侧1寸处，用大拇指或中指指腹按揉。

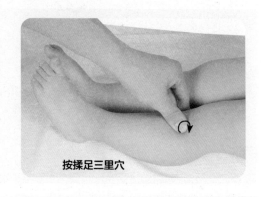

按揉足三里穴

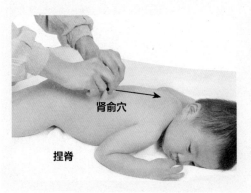

肾俞穴

捏脊

捏脊

先在背部轻轻按摩几遍，使肌肉放松，消除宝宝的紧张情绪，然后使用捏法从尾骨端一直捏到颈部大椎穴，捏最后一遍时，每捏3下，要轻轻用力上提1次。共捏6遍，6遍结束后，用两手大拇指在宝宝的肾俞穴轻抹3下即可，捏脊疗法在每日晨起或上午操作效果最佳。

▶ 健运脾胃

有些宝宝吃饭不香，面色萎黄，这是因为宝宝脾胃功能失调，吸收能力不好。以下这套按摩手法有健脾开胃、增进食欲和强身健体的功效。

这套方法简单易学，就是每天补脾经200~500次，摩腹2~5分钟，揉脐3~5分钟，按揉足三里50~100次，捏脊3~5次，按揉脾俞、胃俞各30次。本法每天操作1遍，7天为1疗程，每一疗程完后可休息两天，一般宜在空腹时进行。

补脾经

用左手拇指和食指捏住宝宝拇指，旋推拇指末节螺纹面或将宝宝拇指略弯曲，施术者用拇指在宝宝的拇指桡侧面由指尖推向指根。

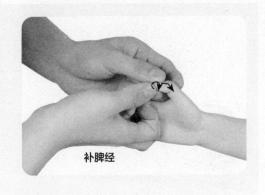

补脾经

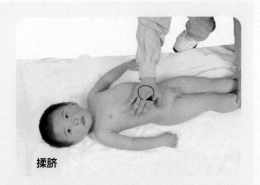

摩腹

摩腹

腹指宝宝腹部，用食指、中指、无名指、小指四指指腹或全掌放在宝宝腹部做圈状摩揉。

揉脐

用掌根在宝宝的脐部轻柔地按顺时针方向旋转揉动。

揉脐

按揉足三里穴

足三里穴在外膝眼下4指（宝宝的4指），胫骨前缘外侧一寸处，用大拇指或中指指腹按揉。

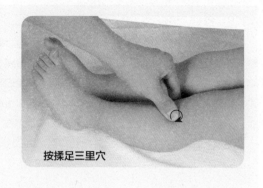

按揉足三里穴

捏脊

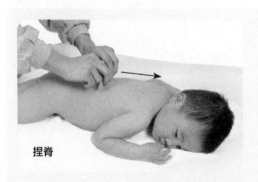

捏脊

先在背部轻轻按摩几遍，使肌肉放松，消除宝宝的紧张情绪，然后使用捏法从尾骨端一直捏到颈部大椎穴，捏最后一遍时，每捏3下，要轻轻用力上提1次。

按揉脾俞

用拇指、中指或食指指腹分别点按两侧的脾俞穴，然后手指轻轻地按顺时针或逆时针方向旋转揉动。

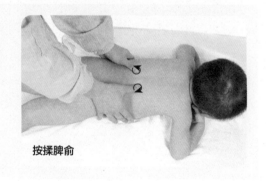

按揉脾俞

按揉胃俞

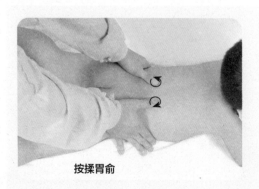

按揉胃俞

用双手拇指指端在宝宝的两侧胃俞穴上按压，并用拇指指腹在此穴上顺时针或逆时针方向旋转揉动。

▶ 健康增高

　　人体的身高不仅受遗传因素影响，也受后天锻炼的影响。因此，要让宝宝健康地长高，首先要保证充足、均衡的营养供给，以充分发挥自身遗传所赋予的身高潜力，这是生长发育的基础；其次，进行科学的体育锻炼是身高增长的催化剂；最后，充足的睡眠也非常重要。宝宝睡着后，体内生长激素的分泌比较旺盛，因此，要保证宝宝每天都有10小时以上的高质量睡眠。

　　除此之外，还有一个妙方能够帮助宝宝健康增高，那就是按摩。

　　这套按摩手法也很简单，只要每天按揉涌泉穴3分钟，按揉命门穴3分钟，再加上捏脊5遍就可以了。

按揉涌泉穴

涌泉穴位于足掌心前1/3与后2/3交界处"人"字凹陷中，按揉涌泉就是用拇指指腹在此穴上按压，然后按顺时针或逆时针方向旋转揉动即可。

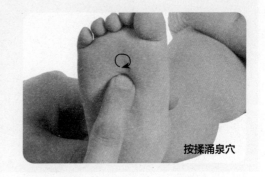

按揉涌泉穴

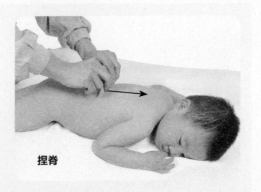

按揉命门穴

按揉命门穴

命门穴在腰部的后正中线上，第二腰椎棘突下凹陷处。按揉命门即用拇指指腹在宝宝的命门穴上掀按，然后按顺时针或逆时针方向旋转揉动。

捏脊

先在背部轻轻按摩几遍，使肌肉放松，消除宝宝的紧张情绪，然后使用捏法从尾骨端处的长强穴一直捏到颈部大椎穴，捏最后一遍时，每捏3下，要轻轻用力上提1次。

捏脊

 **防病法**

日常生活中，宝宝有时会表现出身体疲惫、睡眠不安或者心神不定等状况，这些其实是宝宝身体虚弱的表现，甚至是将要患病的征兆。治病不如防病，要使宝宝不生病就要在宝宝的身体出现"状况"时，甚至是在此之前积极采取措施，以防止疾病的发生。平时，只要家长帮助宝宝积极预防感冒，及时消除疲劳，保证其睡眠质量，安定其心神，宝宝就不容易生病了。以下是专门用来帮助宝宝预防感冒、消除疲劳、改善睡眠以及安神定志的按摩方法。

▷ 预防感冒

体质差的宝宝三天两头就会感冒，打针吃药会对宝宝的身体造成许多不良的副作用，长期使用药物就会使宝宝身体免疫力下降。因此，预防感冒尤为重要。以下可以增强宝宝体质的中医按摩手法，防止病毒入侵，预防感冒。

这套按摩法最适合家长每天清晨在宝宝起床之后施行，操作非常简单。

首先是环摩宝宝面部

以两手掌快速互擦，直到发烫为止，然后，用擦烫的手按在宝宝前额，先按顺时针方向环摩面部50次，再按逆时针方向摩面50次，使面部微红有温热感为宜。

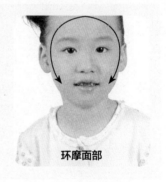
环摩面部

其次是推擦宝宝鼻翼

以双手食指在宝宝鼻子两侧做快速上下推擦，用力不宜过重，直到宝宝鼻子局部产生的热感向鼻腔内传导即可。

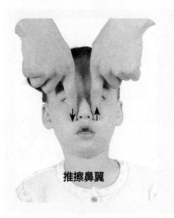
推擦鼻翼

再次是搓揉宝宝双耳垂

以双手大拇指和食指搓揉宝宝双侧耳垂，反复操作1~3分钟，以耳垂发红、发热为度。

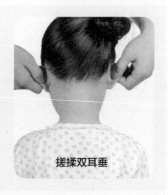

搓揉双耳垂

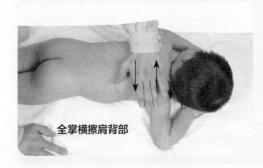

全掌横擦肩背部

然后以全掌横擦宝宝肩背部

用双手手掌横擦宝宝的肩部和背部，以透热为度。

最后是分别按揉宝宝合谷穴、曲池穴各50次

合谷穴位于手部虎口，第一、第二掌骨间凹陷中，用拇指指腹在宝宝两手合谷穴上按压，然后按顺时针方向揉动即可。曲池穴在宝宝桡侧肘横纹头至肱骨外上髁连线中点处，操作时，用拇指指腹在宝宝曲池穴上按压，然后按顺时针方向揉动。

运用上述按摩手法每天对宝宝施行1次。年龄较大的宝宝可以让他学习自我按摩。长期坚持，就可以助宝宝远离感冒。

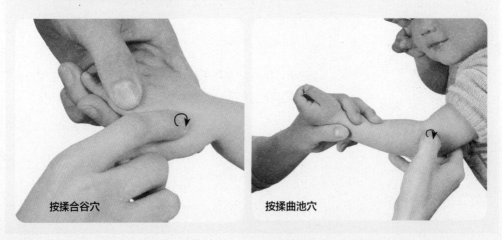

按揉合谷穴　　　　　　　　按揉曲池穴

▷ 消除疲劳

学龄期儿童面临着越来越重的学业负担，学习、生活节奏会处于紧张状态。长时间坐在教室，会导致其肌肉酸痛、四肢乏力；用眼及用脑过度，会使宝宝精神疲劳。因此，降低宝宝的学习压力，缓解宝宝的身体疲劳很重要。家长在不给宝宝过重的学习压力和精神压力的同时，给宝宝按摩相关穴位可以使宝宝的身心得到放松，有效地缓解其身体和精神上的疲劳。

内劳宫穴和涌泉穴是人体的重要穴位，掐按劳宫穴和推按涌泉穴可以放松身心、滋养精神、补充元气，消除压力和疲惫状态。

掐按内劳宫穴

内劳宫穴位于宝宝掌面，握拳屈指时无名指指尖所指处（即第三、四掌骨之间）。操作时宝宝正坐、手平伸，掌心向上，家长以手轻握，食指、中指、无名指、小指四指置于宝宝手背，弯曲大拇指，用拇指指端垂直掐按宝宝的内劳宫穴。每天早晚按先左后右的顺序左右手各掐按一次，每次1~3分钟。

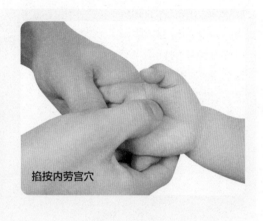

掐按内劳宫穴

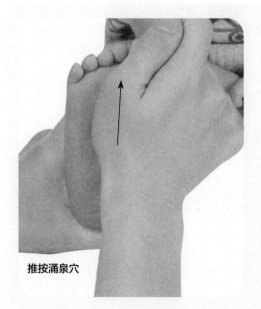

推按涌泉穴

推按涌泉穴

涌泉穴位于宝宝足掌心前1/3与后2/3交界处"人"字凹陷中。操作时，一手抓抓宝宝脚踝，另一手用掌面或大鱼际由下往上推按此穴，每天早晚按先左后右的顺序左右足心各推按1~3分钟即可。

▷ 安神定志

　　宝宝机体柔嫩，气血未足、经脉未盛、神识未发、精气未足，对于外界事物的刺激反应非常敏感，易受惊吓，严重时甚至会发生惊厥。安神定志的按摩法可以培补元气、柔肝熄风，增强宝宝适应外部环境的能力，使宝宝心静神安。

　　这套按摩手法很简便，具体的操作如下：

清肝经、补肝经

肝经位于食指末节螺纹面。家长用拇指指腹或侧面从宝宝的食指末节螺纹面向指根方向直推，称清肝经；在食指末节螺纹面旋推，称补肝经。各操作5分钟。

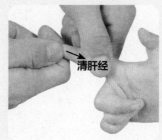
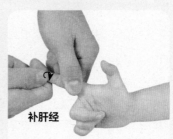

按揉小天心穴

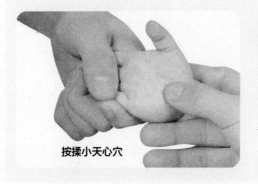

按揉小天心穴

小天心穴在掌根大、小鱼际交接处凹陷中，又叫鱼际交。家长用拇指或中指在宝宝的小天心上按压，然后按顺时针或逆时针揉动，揉100次。

清天河水

宝宝前臂内侧正中，自腕横纹中央的总筋至肘横纹中央的洪池成一条直线，称天河水。操作时，家长用食指、中指二指指腹自腕推向肘部，推5分钟。

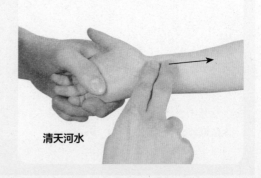

清天河水